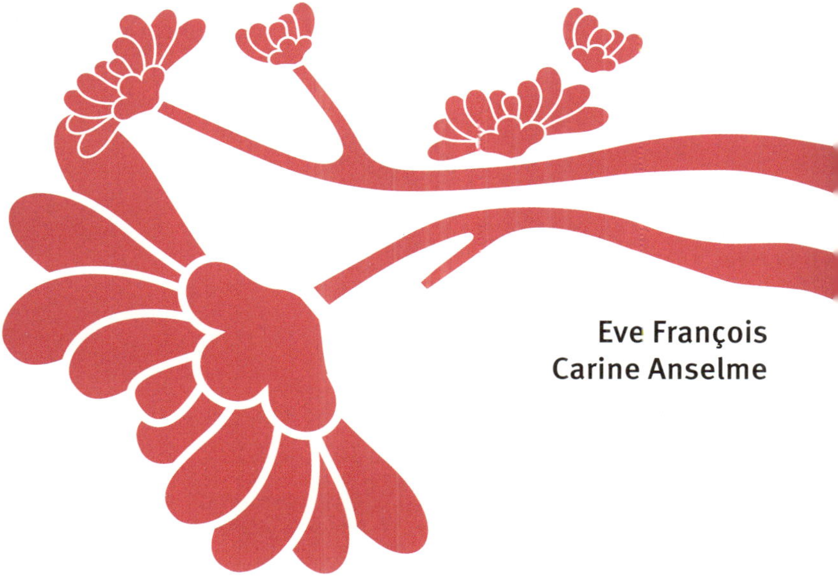

Eve François
Carine Anselme

Mes rituels bien-être en toutes saisons

prat éditions

Direction éditoriale : Anne-Laure Marie
Édition : Isabelle Rodière-Schmit
Coordination éditoriale : Maud Taïeb
Relecture - correction : Laurence Petit, Carole Fossati
Composition : Éric Marouzé
Design graphique et illustrations : Virginia Arraga de Malherbe

SAS au capital de 4 099 168 €
Siège social : Forum 52 - 52, rue Camille Desmoulins
92448 Issy-les-Moulineaux Cedex

Actionnaire principal : Reed Elsevier France
Président : Antoine Duarte

ISBN : 978-2-8095-0492-7

« Est jeune celui qui vit dans une parfaite adéquation à l'instant »
(Jacques Castermane)

Préambule

Et si nous décidions de placer notre bien-être au cœur de chaque jour, de chaque mois, de chaque saison ? Et si nous nous posions... enfin ?

Dans le flux continu de nos matinées comme de nos soirées, accordons-nous un temps pour cultiver généreusement, consciemment, des moments de respiration en égrenant d'intimes rituels.

Dans notre emploi du temps, intercalons ces petits gestes à peine visibles, mais à même d'exalter notre soleil intérieur.

Au rythme pertinent des saisons du ciel et de la vie, allons tutoyer avec bonheur l'azur pour ainsi traverser en toute sérénité les grains et chasser les nuages au lointain.

Chaque page est une invitation à faire souffler un doux vent de félicité sur votre destinée, en partageant nos précieux conseils, exercices et ressources pour faire rayonner votre bien-être... en toutes saisons.

Carine Anselme & Eve François

Printemps

Le bonheur à portée de main

Petits bonheurs et grandes joies sont souvent là, alors qu'on ne les voit pas ou qu'on ne leur prête pas foi, trop absorbé(e) par le rythme endiablé des journées. Pour en prendre conscience, lister régulièrement ce que l'on a entre les mains, ici et maintenant, et qui nous rend heureux : un moment d'amitié partagé, une activité passionnante, un changement positif dans son environnement, etc. Continuer la liste jusqu'aux plus infimes détails, comme ce café matinal pris à une terrasse doucement caressée par le soleil printanier ou le jasmin qui fleurit au jardin. Un tien ne vaut-il pas mieux que deux tu l'auras ?

MA PHILOSOPHIE DE VIE

Inverser le cours des choses

Il arrive que l'énergie printanière avive nos ruminations intérieures. Pour réguler les pensées, vive la marche (ou course) arrière ! Celle-ci permet de changer de regard sur les événements. Pour les Chinois, elle est le juste pendant Yin de la marche avant, considérée comme Yang. Marcher en arrière équilibre et relaxe. La respiration s'amplifie, fluidifiant le cours des choses. Le principe est de commencer lentement, d'étirer sa colonne vertébrale consciemment entre ciel et terre. Et d'augmenter progressivement l'amplitude de ses foulées. À pratiquer au quotidien, dans les parcs ou au jardin. Pour ne plus avancer dans la vie à reculons !

MES ENVIES NATURE

Petons méditation

L'appel des sentiers forestiers retentit, mais vos pieds sont-ils fin prêts à randonner ? Mettez-les au parfum tout en douceur grâce à un automassage à pratiquer sans modération : avec le pouce, masser lentement et fermement chaque orteil du pied depuis la racine, puis « ramper » le long du bord intérieur, du talon au gros orteil, plusieurs fois de suite. Fermer les yeux pendant cette pratique de réflexologie maison. Bailler, souffler, soupirer... Les kilomètres à pied n'useront que vos souliers !

MES MASSAGES MAISON

À fleur de cœur

Le printemps invite à l'amour, sous tous ses atours… Se placer devant un miroir, diriger le regard vers le plexus solaire et imaginer l'espace intérieur qui englobe la région du cœur. Fermer les yeux. On est au niveau du chakra du cœur dit *Anahata*. Lieu de circulation, de croisement, voire d'embouteillage de nos sentiments d'amour. Il paraît qu'on ne peut commencer à aimer les autres que lorsqu'on a appris à s'aimer soi-même… Et si on commençait par observer ce qui se passe dans cette région du cœur lorsqu'on met un peu plus d'amour dans nos gestes, nos paroles, nos pensées ?

MOI ET LES AUTRES

Bonheur articulaire

L'apparition du printemps s'accompagne pour nombre d'entre nous de douleurs articulaires : une maladie vieille comme l'humanité… et qui ne concerne pas que les vieilles personnes ! La phytothérapie représente une alternative naturelle aux médicaments allopathiques. L'*Harpagophytum*, appelée aussi « griffe du diable », a les plus grandes vertus antalgiques et anti-inflammatoires (ne pas utiliser pendant la grossesse), à utiliser en gélule ou en teinture mère (macération de la plante). Les autres plantes du « bonheur articulaire », à choisir de concert avec le phytothérapeute : fenouil, pissenlit, reine-des-prés, ortie, cassis.

MES MEDECINES DOUCES

Danser sa vie

Quand le corps se délie, le cœur danse... C'est que la fluidité est dans notre nature. Ne sommes-nous pas constitués de 75 % d'eau ? Mais ce flux continu, garant d'harmonie, de vitalité et de souplesse, voit ses vagues se briser sur les récifs de la vie... Alors, pour nous reconnecter à cette fluidité universelle, pratiquer le *Continuum Movement* (créée par la danseuse Émilie Conrad) qui mêle mouvements, sons et respirations spécifiques, ainsi qu'une attention consciente, pour éveiller et dynamiser les fluides à travers le corps et faire renaître des mouvements spontanés de courbes, de spirales, de vagues... Une pratique qui ne libère pas seulement le corps, mais délie aussi l'esprit. Pour goûter pleinement au plaisir d'être vivant, qui va si bien avec le printemps.

MES PRECIEUSES THERAPIES

Soin malin des mains

Vos mains ont souffert de la froidure ? Voici un doux bain des mains maison : laisser tremper pendant 5 minutes les mains dans un grand bol d'eau chaude contenant 2 c. à s. de miel liquide, 4 c. à s. de lait en poudre, 1 c. à c. d'huile d'olive ou de macadamia, ainsi que 3 gouttes d'HE de lavande. Fermer les yeux et se détendre.
Compléter ce soin avec un délicieux automassage, à apprécier jusqu'au bout des doigts : préparer un baume hydratant avec 2 c. à s. d'huile d'amande douce ou d'avocat + 2 c. à s. d'huile de coco + 3 gouttes d'HE de citron. Commencer par masser le creux des mains en faisant des cercles avec le pouce, puis chaque doigt en les pressant légèrement. Envelopper les mains dans une serviette chaude et savourer ce « nirvana » des doigts !

MES SECRETS BEAUTE

Booster les énergies

Le retour des beaux jours nous met dans de drôles d'états, entre fatigue héritée de l'hiver et élan du printemps. C'est donc la saison idéale pour pratiquer un exercice équilibrant deux méridiens qui régulent notre énergie Yin et Yang : en position debout les mains derrière les cuisses, incliner le buste en arrière (activation du méridien Conception qui parcourt le devant du corps, du périnée à la mâchoire inférieure), puis incliner le buste en avant en entourant les cuisses avec les deux bras (activation du méridien Gouverneur qui va du bas de la colonne vertébrale à la mâchoire supérieure). L'énergie ainsi rééquilibrée, à nous la vivacité des mois printaniers !

MES PRATIQUES BIEN ETRE

Haïku sur un Zafu

« Rien d'autre aujourd'hui/Que d'aller dans le printemps/ Rien de plus » (Yosa Buson). L'éclosion printanière laisse fleurir notre créativité. Autant en profiter et s'adonner à l'écriture créative, comme l'art des *haïkus*. Cette méditation écrite saisit l'instant sur le vif et lui insuffle une dimension d'éternité. À la pointe de la plume, un geyser créatif éveille le vivant en soi et réensemence d'autres champs de l'être. En pratique, il s'agit de célébrer le présent en toute simplicité, en utilisant ses cinq sens et en structurant de préférence le *haïku* avec dix-sept syllabes sur trois vers (5/7/5).

MA VIE D'ARTISTE

À chacun sa « zénitude »

La « zen attitude »... Une mode ou une nécessité dans un monde au matérialisme dépassé ? Il y a bien des manières de profiter des effets apaisants, voire rassurants de l'esprit du zen. Tout comme le thé japonais est bien autre chose qu'un peu d'eau chaude et quelques feuilles séchées, l'esprit du zen est bien autre chose que de s'asseoir en méditation. Au quotidien, dans le tumulte et l'adversité, chacun peut, à sa manière, pratiquer le zen. Expérimenter sa capacité à agir sans être agité... et lorsque l'on sent le besoin de se retirer, alors, aller s'asseoir là où l'on se sent le mieux. Au pied d'un arbre ou dans son lit. Et, de là, contempler la vie qui, de toute part, ne cesse de jaillir, au diapason de ce printemps florissant.

Petit déjeuner vitalité

Alors que l'hiver a entamé nos réserves d'énergie, voici pour renaître en ces temps d'éveil printanier une recette de petit déjeuner futé. Pour préparer cette crème Budwig, popularisée par le docteur Kousmine, mélanger 4 c. à c. de fromage blanc maigre ou de yaourt au soja avec 2 c. à c. d'huile de germe de blé. Ajouter le jus d'un demi-citron, une banane mûre écrasée ou 2 c. à c. de miel. Moudre dans un moulin à céréales ou à café 2 c. à c. de céréales bio complètes crues (avoine, sarrasin, millet ou orge) et 1 c. à c. de graines oléagineuses complètes (lin, tournesol, noix, amande, noisette ou sésame). Incorporer les graines moulues à la préparation. Ajouter des fruits de saison coupés en morceaux. À savourer… avec vivacité !

MON ASSIETTE VITALITÉ

Bain régénérant

Certes, il n'est pas très écologique. Il consomme beaucoup plus d'eau que la douche. Mais en ces derniers frimas, le bain s'avère être une médecine préventive contre les refroidissements de printemps. Pour joindre l'utile à l'agréable, tester le dépaysement total du *Mandi Susu* ou bain javanais. Pour cela, verser dans l'eau du bain le lait d'une noix de coco + 5 gouttes d'HE de vanille. Voyager aussi au gré de l'eau dans une autre contrée synonyme de sensualité, en préparant un bain indien dont on se régale dans une eau chaude parfumée de 5 gouttes d'HE de jasmin + 3 c. à s. d'huile de sésame. Ainsi, prendre de l'avance sur les vacances, sans bouger de chez soi !

MES SECRETS BEAUTÉ

Changer d'angle de vue

Au diapason du printemps, tout nous invite au changement. Pourquoi ne pas tester la posture dite « inversée » pour voir la vie autrement, parce que dans une telle position le cœur est plus haut que la tête ? Penser avec le cœur, c'est peut-être voir la réalité avec d'autres « yeux » que le mental... Voici une manière *soft* d'avoir la tête en bas : debout, jambes écartées, mains sur les hanches. Inspirer, lever la tête vers le haut. Expirer, fléchir le buste en avant pour venir (ou pas !) toucher le sol avec les mains, alignées avec les pieds. Revenir en redressant le buste, baisser les bras, joindre les pieds. Fermer les yeux. Respirer profondément...

MES RESPIRATIONS

Au lit, les insomnies !

Bien dormir est une question de… survie ! Une fois qu'on a tout essayé – le psy, la méthode du sacré docteur Coué, le rôle du berger dans le comptage des moutons ou les reportages animaliers sur les chaînes câblées –, il y a peut-être une nouvelle technique à explorer : se fatiguer ! Avec les beaux jours, c'est au dehors qu'on épuise, en douceur, le corps. Marcher pour éliminer le stress de la journée, jusqu'à ce précieux moment où s'installe naturellement un état d'être différent. Le pas se régule, on a l'impression de faire corps avec les éléments. Direction la maison, une infusion de verveine citronnée, une goutte de lavande sur l'oreiller… et départ immédiat pour le pays de Morphée !

MES MEDECINES DOUCES

Réfléchir… avant de partir

C'est peut-être maintenant que se décident les futures vacances… Être en partance, c'est savourer ce moment entre la décision de partir et le vrai départ. Rêver son voyage, acheter le guide qui vient de paraître, comparer les prix, les distances, les avantages d'une destination, les inconvénients de la pleine saison, attendre encore un peu avant de sortir la carte bleue, discuter, méditer, fantasmer, renoncer, anticiper, en écoutant ses envies… Le plaisir de choisir ses vacances est parfois aussi intense que celui de les vivre. Quoi qu'il en soit, ne pas partir pour partir, mais pour revenir encore mieux dans sa tête… et ses baskets !

MA PHILOSOPHIE DE VIE

Solide comme une montagne

Voici un enchaînement dynamique d'intersaison pour équilibrer l'énergie, entre printemps et été : 1/ Assis sur les talons, bras le long du corps ; 2/ Se redresser sur les genoux en levant les bras le long de la tête ; 3/ S'asseoir sur les talons en inclinant le buste vers le sol, les bras allongés devant, front au sol ; 4/ Poser les mains à plat et se redresser à quatre pattes, rentrer les orteils ; 5/ Soulever les genoux en poussant avec les mains et les pieds pour se retrouver comme les deux versants d'une montagne, tête vers le bas, jambes tendues. Faire le chemin dans l'autre sens : revenir à quatre pattes, allonger le buste vers le sol, se redresser sur les genoux bras en l'air, s'asseoir sur les talons bras baissés.

MES POSTURES DE YOGA

S'activer… modérément

Et si, pour vivre longtemps, il était bon d'en faire le moins possible ? Un petit amphibien dénommé protée en est la preuve plus que vivante. Avec des périodes d'activité journalière de 5 minutes maximum, il arrive à vivre bien au-delà de 100 ans ! Les défenses antioxydantes de ce petit dragon des grottes (pour vivre heureux, vivons cachés !), qui arbore une jeunesse presque sans fin, sont encore un mystère pour les scientifiques. Adoptons en cette saison le rythme des *Proteus anguinus* et laissons monter en nous l'énergie printanière… sans trop en faire. Sentons que notre corps a envie, comme les bourgeons, de se déployer… Et activons-nous… avec modération !

MES ENVIES NATURE

Plaisir bourgeonnant

La sensualité va bien au-delà de l'acte amoureux pour embrasser tous les plaisirs de la vie. Afin de renouveler cette source qui parfois se tarit à force de monotonie, profiter de l'élan printanier et prendre les chemins de traverse... Fans de télé, pourquoi ne pas l'éteindre et faire un tour au musée ? Amateurs de cuisine asiatique, dépayser l'assiette... en Afrique. Spécialistes du clou et du marteau, les échanger, par un beau dimanche, contre des bâtons de marche, etc. Même les petits rituels de couple se plairont à changer de peau, le temps d'un vent de renouveau. Sortir de sa sphère habituelle et nourrir toutes les facettes de sa personnalité, en pensant qu'un plaisir en appelle un autre... et retrouver ainsi le feu sacré !

MOI ET LES AUTRES

Chasse aux toxines

L'élan du printemps, synonyme de renouveau, est le moment rêvé pour nous délester des toxines accumulées dans l'organisme. Certains aliments, en raison de leurs nutriments, sont particulièrement performants. Voici quelques « éliminateurs » de choix à insérer dans une alimentation variée, pour une détox optimale : pomme, artichaut, radis noir, betterave, crucifères (chou, chou frisé, choux de Bruxelles, chou-fleur, épinards), ail, algues, cresson… Pour les recettes, à votre inspiration gourmande !

MON ASSIETTE VITALITÉ

Un bon bol d'air

Ouvrir grand la porte et les fenêtres... Faire entrer l'air et la lumière en nous et tout autour de nous. Cet air qui transporte l'odeur de l'herbe fraîchement coupée, des jeunes pousses de menthe poivrée, des fleurs de rose thé... C'est le moment rêvé pour respirer à pleins poumons. Ainsi, prendre conscience de cette pulsion fondamentale du corps ; un incessant va-et-vient quinze fois par minute environ ! Une force rythmique, en osmose avec la respiration de l'univers. Respirer un air qui vient de loin, prendre conscience de l'énergie qui circule sur le même chemin. Ouvrir grand les maisons, ouvrir grand les poumons.

MES RESPIRATIONS

Comme une graine à mûrir

Alors que tout fleurit autour de nous, plantons au jardin de nos pensées notre *Sankalpa*, comme le propose le yoga. Signifiant « résolution » ou « intention forte » en sanskrit, cette pratique propose de reprogrammer positivement son esprit. Il s'agit de semer symboliquement une graine – de projet, de changement… – au creux de soi et de l'arroser en pensée, *via* la méditation, pour nourrir le terreau de son subconscient et n'enraciner ainsi que ce que l'on souhaite voir fleurir. L'essence de cette pratique est de choisir une affirmation positive, en visualisant clairement le résultat escompté comme un rêve éveillé… prêt à se réaliser.

MES MEDITATIONS

Profiter des jours fériés

Il est un mois de printemps qui rime avec… bon temps ! Le mois de mai est, avec l'été, le plus chômé de l'année. De week-ends prolongés en journées de congé, voilà de quoi se concocter de belles activités pour se ressourcer. Partir à la découverte : de soi, de l'autre, d'un lieu, d'une activité… Les idées ne manquent pas et, pourtant, on trouve bien souvent des raisons de s'oublier. Comme pour prendre l'avion, une astuce est de se faire à soi-même une réservation bien en amont.

MA PHILOSOPHIE DE VIE

Je milite contre la cellulite…

Le retour du printemps nous met sur les dents quant à la lutte anticellulite ! On peut tenter de prévenir ou de faire disparaître cette étrange peau d'orange avec, par exemple, des bains à l'eau tiède + mélange de 25 ml d'huile de base + 5 gouttes de chacune de ces HE : genièvre, fenouil, géranium bourbon. Se masser les cuisses avec le mélange suivant : 1 c. à s. d'huile de base (avocat ou amande) + 2 gouttes de chacune de ces autres HE : lemongrass, bois de cèdre, cyprès, géranium rosat, citronnelle. Les maillots, c'est pour bientôt…

MES SECRETS BEAUTÉ

Que du bois autour de soi

Le taoïsme, philosophie et médecine du bien-être, a pour loi fondamentale l'harmonie des « cinq éléments », dont chacun correspond à une saison : le bois pour le printemps, le feu pour l'été, la terre pour l'intersaison, le métal pour l'automne et l'eau pour l'hiver. À chaque élément correspondent aussi une couleur, une saveur, un climat, un stade de la vie, un des cinq sens, un organe, une émotion. Le bois, symbole printanier, est associé à la couleur verte, la saveur acide, le vent, la naissance, la vue, le foie et la colère. Ne dit-on pas « donner une volée de bois vert », avoir envie de « se mettre au vert », « être vert de rage ». C'est le printemps qui surgit, presque comme un cri.

MA PHILOSOPHIE DE VIE

Penser avec ses pieds

« Si tu veux comprendre, débattre sainement, imaginer, organiser ta pensée, concevoir et décider : marche », affirme Henri Vincenot. Pour lui emboîter le pas, disons que le balancier propre à la marche entretient la connexion cerveau gauche/cerveau droit. Toutes les données que notre superordinateur doit gérer durant une marche activent sa plasticité, libérant paradoxalement l'esprit. Des chercheurs ont conclu qu'il suffit de 45 minutes de marche trois fois par semaine pour augmenter notre matière grise. Alors, disons-le plutôt deux fois qu'une : en avant... marche ! C'est de saison.

MES ENVIES NATURE

Dessiner les vagues de l'âme

« Nous sommes tous des névrosés », *dixit* Mister Freud. C'est-à-dire « normaux », tout en composant avec nos petits maux de l'existence, comme autant de pierres dans le sac à dos de la vie. Peur de l'avion, jalousie, phobie des araignées, angoisse de manquer, besoin de plaire, etc. : les remèdes pour s'alléger sont multiples et variés. Comme le printemps aiguise notre créativité, pourquoi ne pas dessiner ou s'amuser avec de la pâte à modeler ? L'art-thérapie est douée pour faire parler notre inconscient créateur. Elle nous permet aussi de réguler nos émotions, qui peuvent parfois être des poisons. Comme disait Jung : *« Quand je ne sais pas, je laisse faire mes mains. »*

MES PRECIEUSES THERAPIES

Mini-jeûne printanier

On dit qu'un jeûne accompli est « *un silence introduit au cœur du tumulte des jours* ». Il est bon d'attendre le « bon » moment pour offrir ce repos mérité à notre organisme, destiné notamment à renforcer nos immunités naturelles. Privilégier les jeûnes courts (maximum 36 heures), car ils peuvent facilement se conjuguer avec le quotidien. Le plus court est le jeûne de 15 heures : repas léger le soir avec des fruits, le matin une délicate infusion de thym, et on attend le midi pour un déjeuner sain et frugal.

MON ASSIETTE VITALITÉ

Comme un papillon

En cette saison synonyme de régénération, il est bon de favoriser la détoxication. En yoga, la posture du papillon (*Baddha Konâsana*) relance la circulation sanguine dans le ventre et les reins, contribuant à un drainage des toxines et une saine revitalisation. Elle stimule aussi l'une des principales zones productrices de lymphe. En posture assise, jambes repliées devant soi, les plantes des pieds sont pressées l'une contre l'autre, maintenues par les mains, dos droit. Le papillon est alors prêt à battre des ailes : souplement, remonter et abaisser les genoux, au rythme d'une respiration ample... Envolées, les toxines !

MES POSTURES DE YOGA

Un coussin et on est bien

Expérimenter cette pensée zen : *« S'asseoir tranquillement, ne rien faire, vient le printemps, et l'herbe pousse d'elle-même. »* Tout un programme dans lequel on s'emploie précisément à ne rien... programmer ! Enfin... si, une toute petite chose invisible qui nous permet de faire croître la conscience. Ainsi, avoir simplement conscience d'être assis là, dans un coin de la cuisine, sur le rebord de la baignoire, ou sur un douillet coussin ou *Zafu* (coussin de méditation) qui, peu à peu, devient un bon compagnon pour ces moments où cet étrange « rien » qu'on atteint devient tout...

MES MEDITATIONS

Un buste… robuste

Bientôt les tenues légères et autres coquins décolletés. Pour magnifier le buste, fini les poids et altères… vive la posture du cobra ! Pour étirer les muscles de la poitrine, s'allonger sur le ventre, front au sol, bras pliés à la hauteur des épaules. Lever la tête et les épaules en poussant légèrement sur les bras, les hanches restant plaquées à terre. Faire trois à quatre respirations dans cette position. Revenir lentement au sol. Se détendre. Puis, dans la foulée, se masser la poitrine avec une délicieuse préparation de saison : une huile de base (10 ml) + 100 g de fleurs de pâquerette fraîche à laisser macérer pendant 10 jours. Ajouter 5 gouttes d'HE de lavande. Et utiliser chaque matin jusqu'à l'été !

MES SECRETS BEAUTE

Rhume de saison

On se découvre d'un peu plus que d'un fil, on est un rien plus fatigué, et hop ! Il y a fort à parier que l'on attrape un bon rhume printanier ! Tester un remède homéopathique pour une nuit sans souci : *Alium cepa composé* (3 granules toutes les 3 heures), à renouveler le jour si nécessaire. Au matin et à midi, se concocter une infusion de thym avec un peu de miel et quelques gouttes de citron. Le soir avant de se coucher : 1 inhalation avec 5 gouttes d'HE d'eucalyptus + 5 gouttes d'HE de niaouli + 5 gouttes d'HE de pin, dans un grand bol d'eau bouillante. Le lendemain, vous en serez remercié, et le rhume… envolé !

MES MEDECINES DOUCES

Faire corps avec le mouvement de vie

Du premier cri au dernier souffle, notre vie coule de passage en passage, de cycle en cycle. Que de portes à fermer, d'autres à ouvrir ! Et sans cesse renaître à soi-même, comme le font les arbres en cette saison. La difficulté surgit quand on s'attarde à une étape, en se cramponnant au connu. *« Or, la transformation est essence de vie elle-même »* (Fabienne Verdier) : au bourgeon succède la fleur qui devient fruit avant de terminer son cycle... Cela exige de nous d'être pleinement conscient de ce qui est à l'œuvre et... d'agir... dans le non-agir, ce que les maîtres taoïstes appellent « la maîtrise du lâcher-prise ». Ainsi va la vie.

MA PHILOSOPHIE DE VIE

Épidémie de sourire

Cette heureuse saison nous donne des envies de sourire aux passants… Pour le propager sans compter, sachez que, selon une étude du CNRS, celui-ci se déclencherait automatiquement chez la personne à qui l'on sourit, lorsqu'on la regarde droit dans les yeux. La prochaine fois que vous offrez un sourire, n'oubliez pas de le faire les yeux dans les yeux… c'est contagieux !

MOI ET LES AUTRES

Plein le dos...

Pas question de gâcher les prochaines vacances avec un mal de dos persistant ! Pour vivre l'été le dos léger, mieux vaut anticiper dès le printemps. Il faut savoir que mieux respirer est une clé pour prendre conscience et apaiser les tensions dorsales. Alors, chaque soir, s'allonger dos au sol, un petit coussin dans le milieu du dos pour soulever légèrement la cage thoracique. Mains sur le ventre. Inspirer en sentant les côtes s'écarter. Expirer en abaissant le plus lentement possible la poitrine. Au fil des jours, sentir son dos se dénouer...

MES RESPIRATIONS

Mieux vaut en rire…

Kierkegaard raconte qu'il fit un rêve où, emporté au septième ciel devant une assemblée de dieux, on lui accorda la grande faveur de faire un vœu. On lui proposa le pouvoir, la beauté, la jeunesse, une belle femme. N'ayant droit qu'à un seul vœu, il demanda : *« Puisse le rire ne jamais me quitter. »* Tous les dieux se mirent à éclater de rire. Alors, faire comme un poisson d'avril, cultiver, sans modération, le rire et le sourire. Pour dédramatiser, pour relativiser, pour décoincer régulièrement les zygomatiques, comme une vraie gymnastique aux vertueux effets secondaires, sur le plan psychologique et immunitaire.

MA PHILOSOPHIE DE VIE

Panacher, c'est la santé

Envie de préparer l'été en beauté ? Diversifier ses activités physiques permet d'optimiser sa forme… et ses formes. Les activités d'endurance (randonnée, vélo, natation, etc.) sont les alliées de la santé du cœur, des poumons et du système circulatoire. Les activités de souplesse (yoga, stretching, danse, etc.) aident à bouger aisément, en gardant les muscles détendus et les articulations flexibles pour être plus « fluide » dans la vie. Les activités de force musculaire contribuent à conserver muscles et os en bonne santé, tout en améliorant la posture (escalade, arts martiaux, aviron, etc.). À chacun de composer ses meilleures façons de bouger.

MES PRECIEUSES THERAPIES

L'énergie en « dos majeur »

En cette saison qui demande de rééquilibrer les énergies, quand il nous arrive d'en avoir « plein le dos », ne pas hésiter à masser le méridien du vaisseau gouverneur *Ren Mai*. Celui-ci part de la pointe du coccyx, suit le parcours de la colonne vertébrale jusqu'au sommet du crâne, redescend sur le front, l'arête du nez et se termine au niveau de la lèvre supérieure. Il concentre bien des points clés pour nous réharmoniser. S'il n'y a personne autour de soi au bon moment, se masser en toute simplicité le bas du dos, après avoir frotté préalablement les mains l'une contre l'autre, en ajoutant éventuellement quelques gouttes d'HE de lavande.

MES MASSAGES MAISON

Baiser beauté

Le retour des beaux jours vous met le sourire aux lèvres ? Pour le magnifier, l'idéal est de réaliser soi-même un produit naturel qui viendra nourrir la peau délicate des lèvres : faire chauffer 1 c. à c. de baume de cacao avec ½ c. à c. de cire d'abeille et la même quantité d'amande douce. Hors du feu, ajouter 1 c. à c. de gel d'aloe vera et 1 goutte d'HE de pamplemousse. Placer dans un petit récipient fermé et appliquer matin et soir. De quoi en être bouche… bée !

MES SECRETS BEAUTÉ

Faire renaître la naïveté

Être naïf ne semble pas, ou plus, être une qualité d'actualité. Et pourtant, étymologiquement, c'est *« être tel que la nature nous a faits à la naissance »*. Cette nature qui, à chaque printemps, renouvelle la vie. Et si nous décidions, au diapason, de (re)naître dès que l'on a l'impression intime de s'éloigner de notre nature profonde, de notre bien-être intérieur ? Et ainsi renouer avec un sentiment de naïveté primesautier. Voilà qui est profondément rafraîchissant par les temps qui courent !

MA PHILOSOPHIE DE VIE

Saison de l'inspiration

Avec le printemps, on mesure la qualité de l'inspiration, cette phase du souffle qui permet à l'oxygène d'entrer dans nos poumons, d'ouvrir nos sens à tout ce qui bourgeonne et fleurit. Il paraît que nous avons un cycle d'alternance de respiration du côté droit et du côté gauche qui expliquerait un état de somnolence à chaque fois que c'est la narine gauche qui prend « le dessus » de la respiration. Pour sentir cette respiration alternée, expérimenter la pratique yogique *Nadi Shodana* : fermer la narine droite avec le pouce, inspirer par la narine gauche et expirer quelques instants doucement, puis fermer maintenant la seule narine gauche avec l'annulaire, inspirer et expirer de la même manière. Observer.

MES PRATIQUES BIEN ETRE

Faire peau neuve

Le printemps nous donne des envies de nouveauté. N'est-ce pas le moment rêvé pour changer de peau ? Goûter à un gommage maison du corps avec un mélange de 100 g de graines de pavot + 100 ml d'huile d'olive ou de pépins de raisin + 4 gouttes d'HE d'orange ou de menthe poivrée. Se masser ensuite le corps et le visage avec un mélange d'huile de noyaux d'abricot + 2 gouttes d'HE de géranium rosat.

MES SECRETS BEAUTE

La vie en rose

Et si nous nous concoctions une saison à l'eau de rose ? Séparée de l'huile essentielle à la sortie de l'alambic, l'eau florale concentre délicatement les molécules aromatiques et s'avère très agréable à utiliser tant en cuisine qu'en cosmétique. Si l'eau florale de rose s'avère idéale en lotion pour adoucir et revitaliser le visage, elle étonnera vos invités comme ingrédient clé d'un dessert raffiné. Recette (par personne) : 1 yaourt au soja + 1 c. à s. de miel d'acacia + 1 c. à c. de crème de soja liquide + ½ c. à c. d'eau de rose + quelques fraises.

MON ASSIETTE VITALITE

Marche à la japonaise

Au jardin, dans la rosée d'un matin printanier ou chez soi fenêtre grande ouverte, goûter à cette marche lente japonaise dénommée *Kin-Hin*. Elle permet de prendre conscience de sa verticalité et d'adopter une posture juste pendant toute action de la journée. Bras à l'horizontal, coudes écartés, mains reliées sur le sternum (poing gauche enveloppé dans la main droite), le corps est droit et on déroule le pied (très) lentement au rythme de la respiration. Excellent exercice de concentration dans la détente, de dynamisme dans la lenteur. À pratiquer quand on a parfois le sentiment de piétiner !

MES MEDITATIONS

Imitation nature

À l'échelle des Lilliputiens que nous sommes face à l'univers, mimer la nature peut être une humble occasion de renouer le lien qui nous unit à elle, si belle, en cette saison-germination. Faire germer des graines dans sa cuisine, pendant que dehors tout ce qui dormait sort de terre, est aussi une manière de jouer les jardiniers… sans vraiment se fatiguer ! On achète un sachet de graines à la boutique bio, un germoir à étages en terre, on installe un premier lit de graines avec un peu d'eau, on rince chaque matin et, ô miracle, on récolte une merveille de la nature : des graines germées entrelacées emplies de vitamines, pour décorer les plats et booster nos énergies.

MES ENVIES NATURE

Mini-cure

C'est le moment, avec le printemps, de purifier le foie et la vésicule biliaire en prenant, en cure et à jeun, des ampoules d'artichaut ou de radis noir, à même de drainer et nettoyer ces organes clés. Ajouter à cette chasse aux toxines une décoction d'aubier de tilleul bio : 4 bâtons de l'écorce + 1 litre d'eau, faire bouillir à petit feu pendant 10 minutes, boire chaud ou froid tout au long de la journée.

MES MEDECINES DOUCES

Le temps des uns… et des autres

Temps de préparation des examens pour les uns, des cueillettes au jardin pour les autres. Temps suspendu à l'arrivée de l'été. Temps où l'on se dit qu'il est grand temps de prendre un peu de bon temps… Temps pour s'épanouir… et voir germer les graines semées durant les premiers mois de l'année. On n'a pas vu les heures s'égrainer, les journées se succéder, les semaines défiler. On se dit que c'est le moment de profiter de la vie, si on ne veut pas ainsi laisser s'envoler toute cette belle année, toutes nos belles années. Au printemps… pas de temps à perdre…

MA PHILOSOPHIE DE VIE

Circulation fluide

Le Qi Gong (« travail du souffle »), gymnastique thérapeutique, est issu de la tradition chinoise millénaire. On travaille sur certaines parties du corps et donc sur des organes que l'on veut purifier ou stimuler afin de permettre à l'énergie de circuler harmonieusement. Comme il s'agit de vivre en harmonie avec les lois de l'univers, les différentes pratiques sont adaptées selon l'horloge des saisons. Au printemps, la gestuelle est axée sur le foie, organe Yin, qui n'a donc pas seulement pour fonction d'éliminer les toxines, mais qui est aussi, selon la philosophie du Tao, *« l'aspect énergétique de l'âme »*.

MES PRECIEUSES THERAPIES

Duo en dos

Tout comme la sève, notre stress monte, et parfois la colère gronde… Pour apaiser l'irritabilité qui règne avec votre moitié, s'installer en couple dos à dos, solidement appuyés l'un contre l'autre. Respirer calmement… Sentir la chaleureuse et douce présence de son/sa partenaire… Accorder les rythmes respiratoires en un va-et-vient harmonieux… Une fois bien détendus, les deux dos se confondent dans un corps accord. Une seule respiration, un seul souffle qui puise directement à la source de l'énergie vitale. Un tendre moment complice qui permet de délier les maux, au-delà des mots.

MOI ET LES AUTRES

Des fleurs en « Kado »

L'*Ikebana* est-il un *Kado* ? Traduction : l'art floral japonais (*Hikeru* = faire vivre, *Bana* = fleur) est-il une voie (*Ka* = fleur, *Do* = voie) de connaissance intérieure ? Héritage d'une tradition millénaire, cet art de réaliser un bouquet à partir de végétaux sauvages et de fleurs coupées demande une grande concentration et un désir de « s'unir au cœur des fleurs », comme pour rejoindre le cœur de la nature. N'est-ce pas aussi un peu ce que l'on fait lorsqu'on cueille quelques fleurs champêtres, on compose un décor éphémère de coquillages et de brillants cailloux, ou on accroche à sa boutonnière une fleur d'églantier ?

MES ENVIES NATURE

Énergie verte

Promenons-nous dans les bois… les prés et autres vertes collines. Il suffit alors de se baisser pour profiter de la générosité de Dame Nature et ramasser des orties, merveilleuse source de protéines végétales sauvages. Facile à identifier, disponible en quantité, savoureuse, l'ortie est extrêmement riche en protéines (8 % en poids frais, soit 40 % en poids sec : autant que le soja), ainsi qu'en vitamines A et C. On ajoute de préférence les jeunes pousses aux salades (mêlées aux autres plantes, elles ne piquent plus), ou on en fait d'excellentes soupes ou tartes salées.

MON ASSIETTE VITALITE

Léger stress avant l'été

La perte de lien avec la nature ne nous a pas pour autant rendu(e)s insensibles aux changements de saison. Ce n'est pas parce que l'on ne se promène pas encore en vêtements légers, que notre corps n'enregistre pas le passage à un nouveau rythme. Mais ce moment charnière peut s'accompagner d'une certaine fébrilité. C'est le moment de tester ses dons de self-acupuncture avec le point 7 ! Situé au niveau de la pliure du poignet, dans le prolongement du petit doigt, il sera massé avec le pouce pendant une petite minute sur quelques centimètres vers le coude. À essayer pendant un moment de tension, avant que le trop-plein de stress ne gagne du terrain.

MES MASSAGES MAISON

Cheveux soyeux

La chevelure sort souvent raplapla de l'hiver froid. Nos cheveux méritent bien un soin précieux pour les revigorer ! Pour cela, masser délicatement cuir chevelu et chevelure avec un riche mélange de 1 c. à s. d'huile de noix de coco + 1 c. à c. d'huile de macadamia + 2 gouttes d'HE d'ylang-ylang + 2 gouttes d'HE de lavande. Envelopper la chevelure dans une serviette pendant quelques heures ou, mieux encore, toute la nuit avant de faire un shampoing. Et profiter, cheveux au vent, de ces beaux jours de printemps.

MES SECRETS BEAUTÉ

Un brin d'énergie

« En mai, fais ce qu'il te plaît. » Ce proverbe qui revient comme un refrain est un brin... énervant ! On a parfois, ou souvent, le sentiment d'être bien loin de nos intimes ambitions, de nos vraies aspirations, d'être cerné par une armée de contraintes, de manquer d'audace. Pas de raison, *a priori*, pour que soudain avec le muguet fleurissant tout s'arrange... encore que... il suffirait parfois de presque rien. Pour oser, enfin. Et s'épanouir, vraiment. En mai... comme en juin !

MA PHILOSOPHIE DE VIE

Allègement de printemps

Plonger dans la douce chaleur d'un bain… se laisser bercer… et observer les pensées dériver au fil de l'eau et se dissoudre. Pour accompagner cette détox mentale, voici trois huiles… essentielles en cette belle saison qui nous invite à libérer le corps et alléger l'esprit : le géranium (diurétique, stimule le système lymphatique, favorise l'équilibre psychique), le citron (purifie l'organisme) et la mandarine (stimule le foie, favorise la dégradation des graisses). Mélanger 5 gouttes d'HE à une base neutre (huile de base, poudre d'algue) et verser dans le bain (sauf femmes enceintes et enfants en bas âge). Pour avoir le corps et le cœur légers.

MES MEDECINES DOUCES

Mise au vert

Les jeunes pousses qui foisonnent tout autour de nous incitent à un bain de verdure. Subtil mélange de jaune et de bleu, le vert est LA couleur de la nature, qu'on protège et qu'on admire. Couleur de Vénus, déesse de la Fécondité, couleur médiane de l'arc-en-ciel, elle est une porte, un passage vers un ailleurs. Au printemps, se mettre au vert, c'est passer la porte du quotidien, déposer ses soucis et aller faire un tour au parc ou à la campagne. C'est aussi vivre et revivre cette parenthèse verdoyante, profondément revitalisante, en mangeant, en respirant... et en travaillant, la tête au vert !

MES ENVIES NATURE

L'arbre de vie

La nature s'éveille… Et si nous faisions de même ? Voici une posture de Qi Gong avec un bien joli nom : « Embrasser le ciel en enlaçant un arbre ». Commencer dos à un mur : talons, colonne vertébrale et nuque dans le même axe vertical. S'éloigner lentement du mur, amener les bras devant soi en formant un cercle à hauteur de la poitrine, comme pour enlacer un arbre, paumes des mains vers soi, pouces vers le ciel, épaules décontractées. Les yeux fermés, respiration paisible, imaginer un arbre, depuis ses racines jusqu'au bout des branches tendues vers le ciel… et visualiser la sève porteuse de vie qui, sous l'écorce, le parcourt. Maintenir la posture quelques minutes. Et laisser la vitalité en nous bourgeonner.

MES PRATIQUES BIEN ETRE

Un riz gourmand

Le riz est un peu, pour les Japonais, l'équivalent de notre pain : indispensable et sacré. Considéré comme un aliment presque parfait, aucun repas nippon ne fait l'impasse sur cette céréale équilibrée, riche en vitamines et fibres. À glisser sans modération au menu de cette saison en goûtant à cette version gourmande d'un risotto chocolaté : faire cuire 100 g de riz dans 1 litre de lait de soja, ajouter 1 c. à s. d'huile de sésame + 1 c. à s. de miel + 2 gouttes d'HE de vanille + 2 gouttes d'HE d'orange amère. Ajouter 100 g de chocolat noir fondu. Servir tiède avec une infusion de menthe pour... mieux digérer !

MON ASSIETTE VITALITE

Des pieds de bébé

Bientôt, la saison des sandales… Nul besoin d'acheter de coûteux exfoliants pour avoir des pieds doux comme de la soie, on a déjà tout chez soi ! Mélanger 1 c. à c. de graines de pavot avec autant de miel et de yaourt, ainsi qu'1 jus de citron. Après avoir fait tremper les pieds dans une bassine d'eau chaude mélangée à 1 c. à s. de sel et autant d'huile d'amande douce, pendant une dizaine de minutes, masser avec l'exfoliant maison en douceur et en profondeur. Rincer, puis revigorer la peau débarrassée de ses impuretés avec un mélange de 1 c. à c. d'huile d'amande douce + 1 goutte d'HE de romarin ou de citron. C'est le pied !

MES SECRETS BEAUTE

Les fenêtres de l'âme

Parmi les cinq sens, les taoïstes ont choisi comme symbole du printemps celui qui nous monopolise pleinement : la vue. Logique, il y a dans l'air tant de beautés et de nouveautés qu'on aurait tort de s'en priver ! Au lieu de broyer du noir, opter pour voir la vie, certes pas toujours en rose, mais aux couleurs de l'arc-en-ciel : changeantes et vibrantes. Yoga des yeux avec des pratiques de relaxation physiques et mentales, chromothérapie pour se soigner avec l'énergie des couleurs, techniques de méditation-concentration en tournant le regard vers l'intérieur pour plonger dans nos profondeurs... Tout est bon, dans ce monde qui nous semble parfois si flou, pour y voir plus clair !

MES PRECIEUSES THERAPIES

Cheminer en beauté

Que ce soit dans une rue bondée ou une forêt déserte, marcher est une belle opportunité d'expérimenter sa présence au monde. De s'enraciner dans toute sa verticalité, entre ciel et terre. Peu importe la destination. Cheminer, c'est avancer et progresser. Une méditation en mouvement qui permet de se déployer dans toute son incarnation. Déambuler en ces rayonnants jours printaniers sur notre terre nourricière mérite ainsi d'y mettre les formes. Ni rigide ni avachi, mais avec cette juste tension faite de souplesse et de confiance. Une affirmation de soi dans chaque foulée, synonyme de dignité. Comme disent les Navajo, il s'agit de marcher en beauté, où que se posent nos pieds, où que nous portent nos pas.

MA PHILOSOPHIE DE VIE

Énergie féconde

Pour profiter pleinement de nos élans printaniers, l'idée est de chouchouter nos chakras du bas, en lien avec l'énergie créative et créatrice, symbole de cette saison. En pratique, porter attention à la sphère périnéale, au niveau du chakra racine ou *Muladhara*. Symbole de la force vitale, associé à la couleur rouge, ce lieu d'énergie est aussi symbole de stabilité, de sécurité, d'ancrage dans la vie. Déplacer ensuite l'attention à la base du coccyx, zone du deuxième chakra, dit chakra sacré. Symbole orange, de sensualité, de bien-être et de créativité, il se dit en sanskrit *Swadhisthana*, c'est-à-dire « sa propre demeure ».

Ressentir cette énergie de vie, c'est cultiver l'idée d'être bien « chez » soi.

MES PRATIQUES BIEN ETRE

Des rituels… sensuels

La nature qui vibre et s'égaie titille votre flamme ? Garder la sensualité éveillée en dépit du temps qui passe exige de mettre l'imagination à la barre. Un mot glissé dans une poche, un geste inattendu, un autel d'amour qu'on installe dans un coin de la chambre, un code intime comme une bougie allumée, un verre de vin partagé, un extrait de livre que l'on susurre dans le doux lit du nid… Il n'y a pas de feu qui dure sans en entretenir les chaudes braises et scintillantes flammes !

MOI ET LES AUTRES

D'un bon pied

Le retour des beaux jours nous insuffle des envies de fouler à nouveau les chemins. Pour soulager les muscles endoloris après une randonnée printanière, mêler quelques gouttes d'HE de genièvre à une huile végétale bio (amande douce, germe de blé, calendula...), avant de masser la zone sensible. Repartir du bon pied ou... si la fatigue se fait trop pressante, aller se coucher en toute sérénité, car cette huile essentielle est très relaxante !

MES MEDECINES DOUCES

Éclosion

Voilà bien une évidence : les plantes ne fleurissent pas en automne. Mais comment savent-elles que le printemps est arrivé, qu'il est donc temps pour elles d'éclore ? Elles auraient des gènes faisant office de « station météo »… tout cela dans un minuscule pois de senteur, un délicat coquelicot ou une fleur de prunier ? Mère Nature est généreuse, et nous, au printemps, on ne coupe pas à l'éclosion des… comédons ! Après la sécheresse de la peau en hiver, c'est une sève de sébum qui jaillit sur les ailes du nez. Des solutions pour petits et gros boutons : appliquer le soir une goutte d'HE d'arbre à thé sur les zones concernées + un peu de pâte d'argile verte. Au matin, rincer à l'eau froide, puis appliquer un peu d'eau florale bio d'hamamélis.

MES SECRETS BEAUTE

Maigrir zen

« Maigrir » ! Voilà donc un thème qui, tous les ans à la même époque, fait du lectorat et… des dégâts. L'important est d'être bien dans son corps. Si le désir de maigrir apparaît ou obsède, se demander : maigrir pour qui, maigrir pourquoi ? Dissocier le souci esthétique de la nécessité médicale, le modèle de beauté du problème de surpoids. Quelques méditations diététiques : une canette de boisson sucrée gazeuse sans bouger après, c'est comme avaler sept morceaux de sucre ; les viandes à quatre pattes contiennent plus de mauvaises graisses que les viandes à deux pattes ; une pomme de terre cuite à la vapeur représente 80 calories pour 100 g alors qu'en frites ou en chips, c'est 550 calories. À bon entendeur…

MON ASSIETTE VITALITE

Des ailes aux jambes

Au sortir de l'hiver, on n'a qu'une envie : s'alléger, au propre comme au figuré. Remiser notamment collants et grosses chaussettes. Et retrouver de guillerettes gambettes ! Pour ce faire, expérimenter, au saut du lit, un efficace massage énergique à sec de la face interne des jambes, douze fois de bas en haut, puis douze fois ce même massage, côté face externe (toujours de bas en haut). Après la douche, faire une friction avec ce mélange d'HE : 2 gouttes de menthe poivrée + 2 gouttes de citronnelle + 2 gouttes de cyprès, dans de l'huile neutre. De quoi profiter des beaux jours à grandes enjambées !

MES MASSAGES MAISON

Moderne tradition

Le printemps qui fleurit est un incessant rituel de renaissance. Nous nous sommes éloignés de ces rythmes « écologiques », qui nous mettent en lien avec la nature... avec notre propre nature. Ces passages symboliques, au diapason des saisons, sont autant d'occasions de créer un rituel personnel : une retraite en silence, une plantation au jardin, une fête entre copains... De tous temps, les rituels, qu'ils soient païens ou sacrés, scandent l'histoire des humains. Avoir son rituel, c'est marquer son histoire d'une empreinte intime ; c'est être de son temps tout en inventant sa propre tradition. Et, pendant quelques minutes, s'extraire du monde moderne pour mieux, ensuite, y revenir.

MA PHILOSOPHIE DE VIE

Dansez maintenant !

Dehors les oiseaux chantent, les fleurs s'ébrouent, les arbres bourgeonnent… Gagné(e) par toute cette joyeuse vibration, nous avons des fourmis dans les jambes qui nous donnent une furieuse envie de danser. Alors… dansons, sans hésitation ! Dans le salon, avec ou sans chaussons, seul ou en réunion, à chaque petite occasion. Et osons nous déhancher sur des rythmes endiablés, nous inscrire à un cours de tango ou de flamenco, profiter de l'anniversaire de grand-mère pour nous enlacer et valser ! Notre corps a son langage… Laissons-le s'exprimer, en toute créativité !

MA VIE D'ARTISTE

Une mine de gariguette

C'est tant mieux si l'hiver a été froid, au moins pour les fraises qui ont besoin de froidure pour une belle floraison. Avec elles, les idées ne manquent pas pour se faire du bien au-dedans (notamment grâce à leur richesse en vitamine C et leurs basses calories) comme au dehors. Le soir, 5 ou 6 belles fraises juteuses mêlées à 1 blanc d'œuf en neige pour un masque revigorant du visage et, le matin, tester un jus de fraises fraîchement mixées avec une goutte d'eau florale de menthe poivrée... Rien de tel pour entamer ces belles journées sous le signe du bien-être printanier.

MES SECRETS BEAUTE

Respirer la joie

Le printemps nous invite à vibrer, mais si la vibration se transforme en agitation, voici une respiration qui permet d'éliminer les tensions et de sourire à la vie : inspirer 5 secondes/expirer 5 secondes, en dirigeant la respiration dans la région du cœur. Une fois que l'on a l'impression que l'air entre et sort du cœur, insuffler à la respiration une sensation positive (émotion, soleil, rêve...). La clé est de le ressentir. Impossible de mentir au corps : il sait si c'est vrai. Alors, les mécanismes physiologiques réagiront pour calmer le jeu. Voilà de quoi avoir une vie... inspirée !

MES RESPIRATIONS

Été

Des goûts et des couleurs

Tout est bon cet été pour faire jaillir *« un éclair d'émotion et de jouissance mémorable, une lueur de passion »* (François Cheng). Le nez en l'air, flâner et ne pas hésiter à en prendre plein les mirettes ! Déambuler aux heures chaudes de la journée dans la fraîcheur des musées, goûter au silence des petites chapelles et des grandes cathédrales, scruter l'horizon derrière cette mer aux paysages si éphémères, suivre furtivement un vol d'oiseaux, se pencher sur un brin d'herbe plié sous le poids d'une goutte de rosée, regarder, immobile, un enfant dormir à l'ombre des oliviers…

MA PHILOSOPHIE DE VIE

Restauration routière maison

Pas envie du plateau-repas entre deux turbulences, du sandwich plus long à digérer que le TGV à arriver... Pour ne pas arriver à destination l'estomac « dans les talons », emporter avec soi des barres de céréales faites maison : toaster 150 g de flocons de céréales dans une poêle. Couper en petits morceaux 50 g de figues sèches, 50 g de dattes sèches et autant de bananes séchées, faire tremper les morceaux dans une infusion de thé vert pendant 1 heure. Mélanger le tout, former des barres, les faire cuire 25 minutes sur une plaque allant au four recouverte de papier sulfurisé. Une fois refroidies, les barres soigneusement emballées seront les bienvenues dans la valise ou le sac à dos pour affronter petites et grandes faims des voyages estivaux !

MON ASSIETTE VITALITÉ

Créer son refuge

« Garde ton âme calme et retirée. C'est un sanctuaire où tu trouveras, quand tu le voudras, le bonheur », conseillait la très zen Alexandra David-Néel... Pour s'abriter dans un cocon de sérénité, une idée simplissime serait de prendre un rendez-vous régulier avec soi-même dans un lieu silencieux. Les havres de tranquillité sont faciles à trouver en été, la nature nous invite à s'y reposer. Symboliquement, on peut aussi créer un refuge chez soi à tout moment de la journée en pratiquant la posture de l'enfant (*Pindâsana*) : assis à genoux sur les talons, inspirer profondément, expirer doucement en descendant le tronc jusqu'à poser le front au sol. Les mains se placent naturellement de chaque côté des pieds, paumes vers le ciel. S'offrir cette parenthèse d'intimité comme une douce chaleur d'été à intérioriser.

MES POSTURES DE YOGA

Marcher et méditer

Cet été, on pioche parmi les mille et une façons de marcher qui font du bien à notre santé physique, psychique et émotionnelle ! Le jogging, la balade en famille ou en solitaire, le trekking, la marche afghane, le *Nordic Walking*, le pèlerinage, la marche des Masaï, le grand tour du pâté de maison avec le chien, la randonnée entre copains avec gourde et sac à dos, le *Kin-Hin* de la méditation japonaise, l'ascension avec courage et crampons, les traces des pieds nus dans le sable et l'eau salée... À chacun sa manière de retrouver ce lien avec la terre... de (re)trouver ce lien avec lui-même.

MES ENVIES NATURE

Pin parasol et chapeau de paille

Sans lui, pas de vie possible… Le soleil a beau être à quelque 150 millions de kilomètres de la terre, constituer une énergie vitale pour la plus grande partie des espèces de notre planète, il n'en est pas moins dangereux en cas d'expositions plus ou moins prolongées, quelles que soient les crèmes protectrices. Nous n'avons, pour nous recharger en vitamine D, besoin que de 5 à 10 minutes d'exposition quotidienne au soleil ! Face aux tentations du bronzage… chercher l'ombre d'un arbre, d'un parasol, d'un chapeau, il y fait si bon…

MES MEDECINES DOUCES

Jour après jour…

Savourer l'été sans se presser et sans passer à côté d'une belle journée. S'accorder un moment lorsque le soleil se fait moins rayonnant, pour filmer, mentalement, une rétrospective sensorielle de la journée. Temps forts ou tempérés, paroles douces ou ton d'orage, agitation ou relaxation, ennui savouré ou contourné, échanges de sourires et de fous rires, déjeuner bien-être ou vite expédié, poignées de mains généreuses ou baisers volés, regards apprivoisés ou lointains, et de tout cela ne retenir qu'un bon point estampillé « meilleur signe de la journée ». Conserver l'image, la sensation, le grain de sentiment en lieu sûr, côté cœur. Pour les jours d'après. On ne sait jamais…

MA PHILOSOPHIE DE VIE

MES SECRETS BEAUTÉ

Le réflexe qui déstresse

Parfois, le voyage fatigue et la fatigue se voit sur… le visage. Pratiquer un automassage juste avant d'arriver à destination ou à peine les valises posées : attraper le menton avec le pouce et l'index de chaque main, masser de part et d'autre jusqu'aux oreilles. Poings fermés posés sur les joues, faire des rotations de l'intérieur vers l'extérieur en remontant graduellement vers les tempes. Avec le bout des doigts, tapoter le front du centre vers l'extérieur, puis tout autour des yeux, sur l'arête du nez, au-dessus de la bouche, en dessous. Terminer en frottant les mains l'une contre l'autre, en les posant ensuite sur les oreilles. Inspirer doucement. L'énergie est revenue, et cela se voit !

Rejoindre le naturel

Facile en cette saison de pratiquer la méditation « florale » ! Fermer les yeux, imaginer une fleur, n'importe laquelle, la première qui vient à l'esprit. Remarquer mentalement ses contours, sa couleur. Détailler la corolle, les étamines, le pistil, les feuilles ou les épines, le pédoncule. Ouvrir les yeux sur, peut-être, un bloc de béton ou une foule de piétons. Qu'importe. Ce moment d'intime relation avec toute la beauté du monde réunie dans cette image peut favoriser, par l'action de la concentration de la pensée, une parenthèse de bien-être. Collectionner dans sa tête un album photo avec dedans, que du naturellement beau. Aller de temps en temps s'y promener, le temps d'une imaginaire escapade.

MES MEDITATIONS

Désir & plaisir… à n'en plus finir

« Nous avons toute la vie pour nous amuser, nous avons toute la mort pour nous reposer », chante le poète métèque-vagabond, barbu et, paraît-il, paresseux ! Comment y parvenir dans un monde où il existe un certain sentiment de culpabilité vis-à-vis du plaisir, de l'oisiveté et de l'inaction ? Peut-être en recherchant plus la qualité que la quantité et en suivant les conseils du poète grec Pindare : *« N'aspire pas à la vie éternelle, mais épuise le champ des possibles. Deviens ce que tu es. Fais ce que toi seul peux faire. »* « Impossible » est donc l'adjectif à ignorer cet été et pour le reste de l'année !

MA PHILOSOPHIE DE VIE

Voyage… voyage

Écotourisme, tourisme éthique, solidaire, humanitaire… Se sentir responsable (mais pas coupable !) de sa manière de voyager, comme on se sent responsable de sa façon de vivre en général. S'il est synonyme d'évasion, le voyage n'en est pas moins une manière de mettre à l'épreuve nos convictions et nos doutes ! Le voyage en pays d'écologie donne du sens à nos envies de découverte, de détente ou d'aventure, parce que voyager, c'est en quelque sorte… philosopher !

MA PLANETE TERRE

Massage relaxant

En fin de journée, après une randonnée ou une sieste sous le parasol qui s'est éternisée, s'offrir un soin qui fera glisser corps et esprit vers une nuit enchantée : remplir un petit flacon d'huile de sésame + 5 gouttes d'HE de lavande, placer le flacon dans un bol d'eau très chaude pour réchauffer l'huile, faire glisser le contenu doucement sur le cuir chevelu, puis masser avec des mouvements circulaires tout en fermant les yeux. Envelopper les cheveux dans un linge et prendre un temps (de 15 à 30 minutes) de détente en position allongée. Rincer ou laisser reposer toute la nuit pour un réveil dans un champ de lavande !

MES MASSAGES MAISON

Coquines chinoiseries

S'il y a bien une saison où le Yin et le Yang fusionnent, c'est... l'été ! Les « sages » de la Chine ancienne considéraient l'activité sexuelle comme nécessaire à la santé physique, mentale et à la réalisation de la fusion cosmique. Dans cet art d'aimer, tout concourt à cette « union dans le plaisir » avec une infinie poésie : *« La porte du palais Yin est presque toujours close. Elle ne s'ouvre que lorsque la femme éprouve un plaisir extrême qui fait monter le rouge à ses pommettes et adoucit sa voix jusqu'au murmure. »* Alors les amoureux connaissent *« la passion mais ne se laissent pas emporter par elle. Le couple semble perdu dans son extase. Mais ce n'est pas une extase terrestre »* (Wou-Hien).

MOI ET LES AUTRES

Sigmund, Carl Gustav et les autres

Qu'il s'agisse d'une psychanalyse pratiquée comme une longue « cure », ou d'une brève psychothérapie analytique, individuelle, de couple ou de groupe, on tend vers les mêmes objectifs : faire émerger ce qui est refoulé, ignoré, pour aller vers un chemin plus clair, plus confortable, voire vers un vrai bien-être. Freud et Jung ont façonné les clefs pour pénétrer ce monde de l'inconscient, les praticiens d'aujourd'hui ont fait évoluer les manières de se servir de ces outils. Y penser cet été pour peut-être à la rentrée aller consulter, sans danger, au moins une fois, pour voir. Curiosité bien ordonnée commence par soi-même !

MES PRECIEUSES THERAPIES

Ne pas chasser le naturel…

L'été, le moment de l'année où le charbon de bois se vend à foison. Repas faciles à préparer, on s'amuse à griller tout ce qu'on a rapporté du marché. Mais notre corps n'est pas ami avec ce qui est « carbonisé »… En cette saison, la nature dans sa grande bonté nous offre fruits et légumes à volonté, et, tels quels, délicieux à consommer !
Les poissons ? On les fait mariner avec du citron et des fines herbes fraîchement coupées. S'amuser à cuisiner selon cet adage : *« Laisse ce qui est naturel aussi naturel que possible. »*

MON ASSIETTE VITALITE

Des mots que l'on n'efface pas

Cartes postales reçues et envoyées, carnet de notes ou de voyages illustré, cahiers d'écolier coloriés, lettres d'amour, listes de courses griffonnées sur une nappe en papier… À l'ère des mails éphémères, continuer de cultiver à sa manière, et peut-être le temps d'un été, la poésie de l'écrit durable, celui qu'il fera bon retrouver dans trois jours ou des dizaines d'années. Une main pour écrire, s'écrire… en choisissant… pour sauver les arbres et l'humanité… du papier recyclé !

MA PLANETE TERRE

Dis-moi comment tu bouges…

Comment partir cet été à la (re)découverte de nos racines de nomades, parfois refoulées au plus profond de nous-mêmes par un esprit quelque peu casanier ? C'est, paraît-il, en changeant de destination tous les trois jours qu'on évite de faire germer l'envie de rester, de s'enraciner et de se sentir un peu comme à la maison ! Ne pas tout déballer de ses affaires, n'extraire de la valise ou du sac à dos que le strict nécessaire pour ce court séjour. Alors, à chaque nouvelle étape, il semblerait que le besoin de déjà se remettre en route et de découvrir le monde s'active. Un excellent moyen de contrebalancer le train-train de la sédentarité.

MA PHILOSOPHIE DE VIE

Cet été on va (s')écrire

L'été, avec ses longues soirées, est une belle saison pour s'offrir un temps pour écrire. Pour qui, sur quoi ? Aucune importance. Un morceau de feuille quadrillée, un calepin, un stylo sympathique, une mine bien taillée, quelques minutes ou toute une nuit, un mot, des rivières d'idées, des points de suspension, un collage, de la couleur, le plaisir retrouvé des pleins et des déliés, des pensées majuscules avec des mots ridicules, et réciproquement. En faire un paquet ficelé pour les héritiers, un feu de joie, des cocottes en papier, un best-seller, un tamponné « confidentiel ». Puis, oublier, c'est déjà du passé.

Recommencer...

MA VIE D'ARTISTE

Comme des écoliers… en quête d'oisiveté

Il n'y a pas, en été, que les écoliers qui ont besoin de congés ! Pour certains d'entre nous, cette saison n'est pas synonyme d'oisiveté… Mais continuer à travailler pendant que d'autres préparent déjà leurs belles échappées. Pas de désarroi, le yoga est là avec une pratique sans bouger pour gens maxi épuisés ! C'est la posture du… cadavre, idéale quand on se sent « mort » de fatigue : position allongée, bras relâchés le long du corps, jambes écartées de la largeur des hanches, paumes des mains vers le ciel, yeux fermés, sensation de s'enfoncer dans le sol, passage en revue des parties du corps des pieds à la tête et inversement jusqu'à… l'endormissement… ou juste avant si la journée n'est pas terminée !

MES POSTURES DE YOGA

Délicieuse légèreté de l'être

« Qui veut apprendre à voler un jour doit d'abord apprendre à se tenir debout. » Un matin d'été rayonnant, se dire qu'on peut accéder à la légèreté de l'oiseau entendu au réveil, mieux à celle d'une seule de ses plumes ! Se placer face au soleil et lui envoyer certaines pensées pesantes, certaines émotions envahissantes. Ainsi, debout et apte à décoller, entrer, en s'imprégnant de chaleur et de lumière, dans ce possible sentiment de légèreté. Renouveler au moment du soleil couchant, emportant avec lui tout ce dont vous avez envie de vous délester, là, cet été.

MA PHILOSOPHIE DE VIE

Si on partait… à bicyclette ?

Et si les Vélib' citadins donnaient envie d'aller se balader cet été sur des sentiers inconnus, non pas en voiture, en car, en train ou à moto mais… à bicyclette ! Découvrir les paysages au rythme de l'énergie de ses muscles et de son cœur, jouir du contact vivifiant des brumes du matin et de la lumière apaisante du coucher de soleil, pouvoir s'arrêter là où il semble bon de poser pied à terre sans avoir à chercher où garer son moyen de locomotion, traverser les forêts, emprunter les chemins qui sentent bon la noisette et le chèvrefeuille, et rouler, rouler jusqu'à oublier… que ce serait moins dur en voiture !

MES ENVIES NATURE

Au soleil… et après ?

Même en ayant fait attention à se tenir à l'ombre, sur un bout de nez ou un coin du cou, la peau, un jour de moindre précaution, s'est mise à rougir et à brûler. Le soir venu, réparer et nourrir l'épiderme avec quelque naturelle potion : l'aloe vera aux propriétés cicatrisantes pour les coups de soleil (plante allergisante à utiliser avec prudence). Concocter, pour les petites brûlures de l'été, ce mélange : 1 c. à s. d'huile de millepertuis + 2 gouttes d'HE de lavande aspic. À la fin de l'été, préparer une huile de fin de vacances pour conserver une peau d'une belle élasticité : 25 ml d'huile d'amande douce + 5 gouttes de chacune de ces trois huiles essentielles bio : lavande, géranium rosat et bois de rose.

MES SECRETS BEAUTE

Vertus d'eau douce

Cet été, sortir le maillot même si on ne va pas à la mer... D'accord... il faut aimer l'eau et la gymnastique pour aller à un cours d'aquagym ! Mais sachant que l'eau exerce un vrai massage sur le corps pendant qu'il bouge et se tonifie sans effort, et si en plus le maître-nageur (et obligatoirement sauveteur) a la voix douce et une musculature stimulante, on pourrait y prendre goût et peut-être s'inscrire pour un cours hebdomadaire à l'année ?

MES PRATIQUES BIEN ETRE

Méditation… la fée félicité !

« La pureté et la joie sont le fruit de la méditation », dit un précepte taoïste. Méditer, c'est fabriquer de la joie en concentré ! Test : profiter de cet été pour pratiquer quotidiennement pendant une semaine consécutive (ou plus) une mini-méditation (de 3 à 7 minutes), en position assise (dans les transports, la plage, le bureau), yeux fermés ou ouverts fixant un point, et penser à un courant de douce énergie (comme une brise légère un jour d'été) qui irait de la plante des pieds au sommet de la tête et inversement. Apprécier la qualité de son état d'être juste au moment où l'on cesse l'exercice. C'est peut-être « ça », tout simplement, la joie.

MES MEDITATIONS

De près comme de loin

Pas de voyage cette année ? Pensez à un lieu où vous aimeriez aller (Australie, pôle Nord, Strasbourg, les côtes normandes, etc.). Puis, lentement, imaginez des étapes en partant de là où vous êtes. Installez-vous tranquillement dans le train, l'avion, ou vos chaussures si vous partez à pied ! Faites la part belle à votre puissante imagination. Vous êtes arrivé ? Le temps qu'il vous plaira, connectez-vous mentalement en contemplative connexion avec cette destination rêvée. Le monde dans un brin d'herbe, nous enseigne un maître zen. L'amour dans un pétale de fleur. À portée de pensées. À fleur de cœur.

MOI ET LES AUTRES

Rêver pour s'éveiller

Moments propices pour se laisser aller à rêver, tout éveillé, devant un paysage immaculé, une fleur et sa délicate beauté, un champ de jeunes blés, des tournesols ensoleillés. Il est un jeu intime, à explorer dans ces moments d'été qui offrent du temps et de la détente, qui consiste à noter sur un carnet les rêves dont on arrive à se souvenir. Après une sieste sur la plage, une profonde ou une courte nuit, noter le rêve, ce message que l'inconscient adresse à notre conscience. À la fin de l'été, fermer le carnet des rêves. Le laisser reposer. Un jour, cet hiver, l'envie de le feuilleter viendra peut-être. Sans idée préconçue, sans interprétation, lire, observer sans juger pensées et émotions.

MES PRECIEUSES THERAPIES

Horace avait raison

L'été… saison des amours qui peuvent rimer avec toujours à condition de peut-être cueillir l'amour comme on accueille chaque jour… *Carpe diem, quam minimum credula postero*… (« Cueille le jour sans te fier le moins du monde au lendemain… ») Si nous décidions d'appliquer cet enseignement d'Horace à la relation amoureuse, de l'adapter à tous nos projets de couple, entremêlés d'épanouissement professionnel et personnel ? Faire la chasse aux angoisses du futur et au mauvais passé ressassé, faire du présent LE moment de volupté, de tendresse, d'écoute, de complicité, de possible légèreté, et ne pas le laisser s'évaporer sans l'avoir à deux, pleinement, intensément, consciemment, savouré.

MA PHILOSOPHIE DE VIE

Cheveux lumineux

Que penser, en été, de nos pauvres cheveux longs qu'on ligote en queue-de-cheval ou en chignon et qui sont voués, si on n'en prend pas soin, à se dessécher ? Belle saison pour oser les couper et ainsi, le matin, peu s'en soucier. Bon moment aussi pour les rendre soyeux et lumineux sous le ciel bleu avec des ingrédients naturels : rinçage au vinaigre de cidre ou à l'infusion de romarin, massage le soir avec 50 gouttes d'huile de coco ou une préparation confectionnée pour ce mois estival à base de 20 gouttes d'HE de citron + 20 gouttes d'HE de géranium + 50 ml d'huile végétale (germe de blé, chanvre, etc.).

MES SECRETS BEAUTÉ

Faire au plus simple…

Comme il existe des journées internationales sans achat, on pourrait imaginer organiser des vacances en limitant au maximum les dépenses ! Se demander si, au lieu de partir si loin pour si peu de temps avec tous ces changements de train, d'avion, de bateau, on pourrait aller plus près et dépenser moins d'argent et d'énergie ! Des vacances où il s'agirait de tout faire au plus simple pour la tête et les jambes. Un vrai temps de vacance en mettant la montre dans le tiroir et les réveils au placard. Un moment rythmé par le lever et le coucher du soleil et, entre les deux, une sacrée belle déconnexion de la société de consommation.

MA PLANETE TERRE

Comme la cigale… décomplexée

La voix, subtil jeu interactif entre cordes vocales, oreilles et cerveau, est le miroir de l'être humain, le reflet de son âme. Les émotions perturbent la voix. La voix procure des émotions. Le chant, manière de sculpter et de faire danser les sons, agit sur l'intérieur et l'extérieur, est une source inépuisable d'exploration de soi. Alors, cet été, à voix basse ou à tue-tête, oser à tout moment chanter !

MA VIE D'ARTISTE

Se préparer à marcher

Que ce soit pour sillonner le GR 20 ou déambuler du lit à la plage et de la mer au jardin, occupons-nous de nos pieds en massant des zones sensibles de réflexologie : détecter, en appuyant assez fort (mais pas trop !) avec le pouce sur toutes les surfaces du pied, les points douloureux (on sent comme un amas de petits grains de sable). Masser avec la pulpe du pouce, de 5 à 10 minutes par jour et une récompense : une friction à l'huile essentielle de lavande le soir et de romarin verbénone le matin. Concocter aussi une crème pour les pieds : au bain-marie 10 g de cire d'abeille + 5 c. à s. d'huile d'olive + 5 gouttes d'HE de menthe poivrée. Conserver au froid.

MES MASSAGES MAISON

Les orties… à la cuisine !

Les goûters de cet été ? Des cookies aux orties ! Mélanger 70 g de beurre ramolli + 1 œuf + 2 c. à s. de miel, ajouter 100 g de chocolat à cuire concassé + 4 c. à s. de graines d'ortie + 150 g de farine + 1 sachet de levure. Au four, 10 minutes en petits tas sur la plaque. Déguster avec une infusion fraîche de fleurs d'hibiscus. Bon à savoir : l'ortie est source de protéines, sels minéraux et oligoéléments, très riche en vitamine C, elle perd son piquant dès la cuisson, le séchage ou le mixage, et devient aussi un subtil légume à préparer de mille façons.

MON ASSIETTE VITALITE

Énergie Yang

L'été, symbole de l'énergie Yang par excellence : une énergie d'abondance, de plénitude, de clarté, un potentiel de puissance, la force du feu, la chaleur, le mouvement, l'ouverture du cœur… Été ne vient-il pas, entre autres, de *aithêr* en grec qui signifie « ciel lumineux » ? Dans ce ciel dégagé, après un coucher de soleil flamboyant, on admire les « trois belles de l'été », Deneb, Véga et Altaïr, les trois étoiles les plus brillantes qui forment en cette saison un triangle céleste. En énergie chinoise, on dit que « l'eau éteint le feu »… Pas étonnant qu'on ait envie de bains de mer, de lacs silencieux et de cascades rafraîchissantes…

MES ENVIES NATURE

Tout nouveau, tout beau

Quel nouveau regard porterez-vous sur ces jours d'été passés ou à venir ? Quelles nouvelles lunettes de soleil faut-il chausser pour, même si on ne change pas de lieu de villégiature, être neuf dans l'instant présent ? *« Le véritable voyage (...) ne consiste pas à chercher de nouveaux paysages, mais à avoir de nouveaux yeux »* (Marcel Proust). Comment se mettre en état de joyeuse réceptivité ? Les couchers de soleil somptueux, les paysages idylliques, mais aussi le temps de chien qui arrive soudain, le froid de canard qui s'en mêle, les trains en retard... tout cela pourrait, mine de rien, tout gâcher... s'il n'y avait pas en chacun de nous cette aptitude au bien-être comme, finalement, un état d'être... permanent.

MES PRATIQUES BIEN ETRE

Mieux vaut prévenir…

Et si l'on profitait de la trêve de l'été pour identifier ce qui rompt l'harmonie durant le reste de l'année ? Commencer un journal de gestion du stress et y recenser en toute sincérité les motifs « d'intranquillité » et déclencheurs d'énervements… Puis les contrebalancer par des solutions pratiques pour les désamorcer et se calmer. Exemple : au retard habituel et exaspérant du matin, opposer l'idée de préparer ses habits et la table du petit déjeuner dans la tranquillité de la veille au soir. Dès la rentrée, intégrer ces changements à l'emploi du temps. Observer ce qui a changé… et réactualiser, dès que le stress monte d'un cran, ce petit journal de l'été… déstressant !

MA PHILOSOPHIE DE VIE

Embrassades à foison !

Cet été, embrassez qui vous voulez ! Le baiser est libérateur d'endorphines, hormones du calme et de la sérénité. Il en appelle à l'odorat, au toucher et à la sensibilité de celui ou celle qui le reçoit. Même léger sur une peau à peine effleurée, il est une marque d'amour et d'amitié. Il accomplit ce lien avec cet(te) autre que soi-même à qui l'on manifeste, en dehors du langage, un signe de plaisir de le/la retrouver, du « je pense à toi » en le/la quittant, de réconfort sur un visage chagrin, de joie pour une heureuse nouvelle... Un « dit d'amour » qui ne dit pas son nom, mais en contient tout autant... de l'amour !

MOI ET LES AUTRES

Adoucir le corps

Au cœur de l'été, la peau de notre corps a besoin d'être hydratée. Mais il ne sert à pas grand-chose de huiler, crémer, badigeonner, si avant on n'a pas… exfolié ! Toutes ces impuretés, qui s'accrochent à notre épiderme et qui résistent au savon sous la douche, sont à gommer pour faire place nette. Il suffit d'aller dans la cuisine trouver de quoi se faire une jolie peau de bébé : le marc du café du matin ou encore du sel marin mélangé à un peu d'huile d'olive. On a là, en toute simplicité, de quoi monopoliser la salle de bains le temps d'un massage-gommage-nettoyage dont l'effet n'est pas que lustrant ! C'est aussi un moment très déstressant.

MES SECRETS BEAUTE

Le soleil a rendez-vous avec la lune…

Pour un été plein d'énergie, partons à la découverte de la biodynamie ! Cette agriculture éthique travaille en harmonie avec la vie, la nature et l'univers : la course des planètes, les cycles de la lune, le potentiel du soleil… Elle se base sur une compréhension des lois du « vivant » acquise par une vision globale de la nature, nourrie d'une observation attentive de l'environnement. La biodynamie mise sur un bénéfice réciproque entre espèces et met en pratique des procédés thérapeutiques naturels. Du concept à l'assiette, il n'y a qu'un pas… à franchir en achetant au marché, à la ferme ou dans les coopératives des produits estampillés « agriculture biodynamique ». C'est (bio) logique !

MA PLANETE TERRE

Conserver l'équilibre

Notre santé dépend en grande partie de notre équilibre nutritionnel qui ne connaît pas de répit ! 3 fois, 365 jours par an, toute la vie. À l'échelle d'une journée de cet été où l'on se sent plus léger, on peut essayer la formule des 5 fois 20 %. L'équilibre des trois repas est réparti en 5 parts égales de 20 % : légumes crus, légumes cuits, fruits frais ou secs, protéines animales (au choix : poisson, viande, œuf, produits laitiers), protéines végétales (céréales et dérivés, légumineuses, fruits oléagineux tels noix, noisettes, olives, avocat). On essaie demain et après-demain ?

MON ASSIETTE VITALITE

Faire le clown

Chacun abrite un clown, son clown. Un personnage, tel un double de soi, qui provient de l'autre côté du miroir de nos profondeurs, de notre inconscient. Le débusquer et l'exprimer, c'est démasquer avec humour et amour ses petites failles intérieures… car mieux vaut en rire, non ? Quand on l'a trouvé – peut-être à la faveur d'un stage de clown-thérapie ou d'une simple exploration personnelle –, on peut le convier régulièrement pour mettre un peu de légèreté dans sa journée. Pour glisser un brin d'anomalie, un rien de drôlerie dans le quotidien. Ainsi, pourquoi ne pas emporter un nez rouge de clown en voiture pour égayer la route des vacances, sur la plage, dans le train… et s'amuser à le « chausser ». Savourer l'effet provoqué !

MES PRECIEUSES THERAPIES

Méditer sur ses fessiers

Pour méditer, Thich Nhat Hanh nous dit de *« nous asseoir de façon magnifique, droit comme un bouddha assis sur un trône de lotus »*. Mais les Occidentaux que nous sommes ne sont pas nés au pays des fleurs de lotus et, enfant, on a pratiqué plutôt la chaise à bascule que le tapis de yoga ! Pour apprécier cette position assise, accordons-nous des accommodements : un simple oreiller que l'on cale, plié en deux, sous les fessiers pour faire toucher les genoux au sol, le mur est aussi un allié précieux qui aide, au début, à garder le dos droit. Ou tout simplement assis sur une chaise. Et couché, c'est autorisé ! À condition de ne pas s'endormir ! Il paraît que certains grands sages continuent de méditer… en dormant…

MES MEDITATIONS

Semer des perles de bonheur

Il paraît que la *« joie naît de l'attention aux petites choses »*. Cet été, alors que les beaux jours nous invitent à être dehors, à communiquer… semer sur le chemin de nos vies comme des graines qui ne demandent qu'à fleurir, des surprises qui mettront le cœur à la fête. Des coups de téléphone inattendus, des cadeaux impromptus et (surtout) sans raison, des mots doux glissés sous l'oreiller, des messages positifs laissés au gré du hasard dans les lieux fréquentés, des sourires spontanés, des mercis gratuits… Pour la beauté du geste. Pour le simple et grand plaisir du don. Car donner… c'est recevoir.

MOI ET LES AUTRES

Liste à la joie

Le carré de chocolat du goûter, le sourire de cet enfant en traversant le parc, la bonne nouvelle du matin dénichée dans le journal, la fleur qui pousse entre les pavés, une chanson toute bête qui chante encore dans la tête, le titre d'un livre dans une vitrine, une poignée de mains rassurante, le ronronnement du chat, tranquille, sur le canapé, un rêve doux comme le doudou de l'enfance, une parenthèse de silence entre les turbulences… Cultiver, en cet été où tous nos sens sont éveillés, la « simple » joie, tel un arbre de vie qui résiste au temps qui passe, renouvelle son feuillage et protège ses racines au plus profond de nous. Et, chaque jour, nous fait tenir debout !

MA PHILOSOPHIE DE VIE

Premiers soins

Placer dans les bagages une trousse de premiers soins homéopathiques pour les petits maux estivaux : *Apis mellifica* 5 CH et *Apis belladona* 9 CH (2 granules 3 fois par jour) pour les coups de soleil, *Arnica montana* 9 CH, une dose juste après un petit choc physique ou psychique et 2 granules 3 fois par jour pour les courbatures musculaires, *Nux vomica* 5 CH 2 granules en cas de légère indigestion. À laisser fondre sous la langue, un quart d'heure avant ou après le repas (pas de menthe dans l'alimentation, ni dans le dentifrice).

MES MEDECINES DOUCES

Sensuellement… naturel

En été, il suffit d'ouvrir les yeux pour, avec trois fois rien, être bien. Qu'il s'agisse de prendre soin de son orchidée ou de ses mille mètres carrés de verger, il s'agit d'être là et pas ailleurs. Tout à l'écoute des messages que la nature, silencieuse bavarde, nous envoie. Prendre le temps d'entrer en communion avec les pétales d'une fleur, le brin d'herbe de la pelouse, la terre aride du désert, le sol fertile des vertes prairies, la beauté d'un fruit rouge, la fière allure des arbres. Il y en a pour tous les sens. Plaisir des yeux, sensualité du toucher, ivresse des senteurs, jouissance des papilles. Impossible de résister à cet hymne à l'amour que nous chante la terre.

MES ENVIES NATURE

Massage énergisant

Un exercice des moines taoïstes qu'on peut s'amuser à pratiquer au réveil pour un effet énergisant : il s'agit de « frapper le tambour céleste », en position assise, placer les paumes des mains à l'horizontal sur les oreilles et les doigts posés sur l'arrière du crâne. Presser les index et les faire glisser vers le bas pour les faire venir « percuter » la base de l'occiput. Répéter 10 fois. Relâcher les mains, respirer profondément. La belle journée d'été peut commencer !

MES MASSAGES MAISON

Et toi cet été, tu fais quoi ?

Un atelier pain et chocolat en Ardèche... une formation aux percussions brésiliennes à Marseille... un stage d'orpaillage en Suisse... un cours de cuisine antillaise en Auvergne... une mission d'alphabétisation en plein cœur de Paris... une journée découverte de la truffe en Italie... un séjour d'apprentissage de l'espéranto à Bruxelles... une initiation au massage thaïlandais en Normandie... un stage d'art du bonsaï dans le Vaucluse... Se laisser aller à ses envies les plus extraordinaires pour un temps hors du quotidien et de ses contraintes. Un temps pour soi, tout simplement.

MA VIE D'ARTISTE

Chiner, c'est jouer

Ah, le plaisir, sous le soleil, de chiner entre brocantes et marchés ! Chercher, farfouiller, fouiner. Au milieu de plus de 1 001 merveilles dignes d'une caverne d'Ali Baba, trouver l'objet du désir, le toucher, s'émouvoir de l'empreinte du passé, des mains qui l'ont façonné, utilisé, aimé. Repartir, sa trouvaille sous le bras, comme un découvreur de trésors. Puis, nettoyer, cirer, peindre, customiser… réveiller sa créativité et sa fierté. Donner à ces objets (et vêtements vintage) une deuxième chance, une seconde vie. Ils n'iront pas grossir les montagnes de déchets. Un acte écologique qui, selon les lieux de « chine », peut aussi se révéler économique. De quoi faire un (joli) pied de nez à la crise !

MA PLANETE TERRE

Bichonner les légumes

Gros plan cette saison sur les légumes qui nous offrent un choix aussi varié en couleurs qu'en saveurs. Profitons-en pour en savourer le meilleur : 1/ Les acheter bio, c'est-à-dire exempts de résidus de pesticides, herbicides, etc. ; 2/ À défaut, les choisir sans OGM, cette technologie n'a rien prouvé : ni l'absence de danger, ni le maintien de la qualité nutritionnelle de l'aliment ; 3/ Les servir chaque jour : 1/3 en crudités, 2/3 en cuit ; 4/ S'amuser à les éplucher dans le bon sens (celui de la pousse pour éviter une oxydation rapide) ; 5/ Adopter la cuisson à l'étouffée ou à la vapeur douce (à moins de 100 °C, au-delà les vitamines sont altérées). Rendez-vous les matins d'été au marché pour une cuisine pleine de vitalité !

MON ASSIETTE VITALITE

Chacun sa posture idéale

Détente, relâchement, douceur, calme, silence intérieur... Joli programme pour cet été, facile à dire... mais pas si aisé à réaliser. À chacun sa posture de relaxation : allongé au sol sur le dos, bras légèrement écartés, menton à peine rentré, courbure lombaire respectée. Ou s'allonger sur un côté, une jambe repliée. Ou encore sur le ventre, un coussin sous les chevilles et un autre sous le ventre. Permettre au corps de relâcher les tensions musculaires et le laisser devenir très lourd dans le sol. Relâcher les mâchoires, le front, la langue. Se laisser emporter par une douce et naturelle respiration. Laisser filer les pensées comme des nuages. Le ciel bleu intérieur émerge...

MES POSTURES DE YOGA

Joie intérieure

Dans la médecine traditionnelle chinoise, l'été est associé au cœur et à la joie. Le soleil au zénith exulte… et nous exhorte à mettre du cœur à être en joie, mieux encore à pratiquer la joie au cœur ! Loin d'une euphorie passagère et fragile, la joie intérieure est une qualité d'être, indépendante des événements extérieurs. Pour entretenir cet état bienfaisant, la pratique bouddhiste nous enseigne un merveilleux… pied de zen : « *Dix ans de recherche dans la forêt profonde. Aujourd'hui, grand éclat de rire au bord du lac.* » On peut chercher durant des années, puis tout à coup, c'est là… Le rire synonyme de joie, telle une révélation, et l'expression d'une harmonie profonde, à vivre… de tout son cœur !

MA PHILOSOPHIE DE VIE

Sésame… nourris-moi

Ce sont de précieuses petites graines que l'on cultive depuis 5 000 ans. Leur richesse ? Un cocktail d'acides gras insaturés, de fibres et de minéraux ! Grains de sésame dispersés sur une salade de saison, gomasio préparé maison (sel de mer + sésame pilé ou moulu) en chapelure pour des dés de tofu dorés à la poêle (cubes de tofu trempés dans un blanc d'œuf bio, puis roulés dans un mélange de 5 c. à c. de gomasio + 3 c. à c. de poudre d'amandes), en sauce soja pour les entrées de l'été (5 c. à c. d'huile d'olive + 1 c. à c. de sauce soja + 1 c. à c. de gomasio). Et aussi en huile de massage, le sésame adoucit, hydrate et calme la peau d'une fin de journée passée sous la chaleur de l'été.

MON ASSIETTE VITALITE

Une liste pleine d'optimisme

Petite expérience entre amis : choisir un partenaire et lui raconter en 5 minutes tout ce qui ne s'est pas bien passé pour soi depuis le 1er janvier. Puis, lui raconter tout ce qui s'est très bien passé, en 5 minutes. Comme nous avons une plus grande capacité à nous remémorer les mauvais souvenirs que les bons, on se mettra à bafouiller, à hésiter, à chercher… ou à se taire. Changeons de ton pour un été caméléon ! Il s'agira de noter la liste des choses positives que cette saison vous a procurées. Veillez à ne rien oublier ! Mais… comment ? La feuille de papier que vous aviez pliée en quatre n'est pas assez grande ? Imaginez combien de ramettes il faudrait pour lister tous les moments joyeux de votre vie passée !

MES PRATIQUES BIEN ETRE

Ylang-ylang

C'est l'huile essentielle de l'été, issue de ces fleurs tropicales aux effluves enivrantes, et qui a de multiples vertus : en eau de parfum (15 ml d'HE + 100 ml d'alcool à 70° + 5 gouttes d'HE de sauge pour fixer), en massage aphrodisiaque (10 gouttes + une huile végétale sur la nuque, la plante des pieds, le plexus), en soin des ongles (10 gouttes dans une coupelle d'eau tiède pendant 10 minutes) et des cheveux (frictionner le cuir chevelu avec 5 gouttes d'huile d'amande douce ou de germe de blé quelques heures avant de laver les cheveux), et… 1 goutte sur un linge pour parfumer le dressing.

MES SECRETS BEAUTE

Un été… à danser

Elle aurait commencé à l'ère paléolithique. Elle contient toute l'histoire culturelle et sociale d'un peuple. Elle exprime à l'extérieur ce qu'il y a à l'intérieur. Elle permet de lâcher prise, d'assouplir. Elle est, sous toutes les latitudes, une expression de la vie. La danse, qu'elle s'appelle tango, valse, salsa, hip-hop, gavotte, flamenco, musette, rock, polka, orientale, moderne, classique, capoeira, biodanza, africaine ou gesticulation au son d'un accordéon, d'une guitare ou d'un saxo, est une manière de faire parler son âme. Profitez de l'été pour, comme la brise, virevolter !

MA VIE D'ARTISTE

Les fleurs d'été-félicité

Fleur sacrée de la déesse Kâlî, l'hibiscus a des vertus purificatrices et aphrodisiaques. Les pétales sont utilisés en infusion dont la jolie teinte rose-rouge n'est pas sans évoquer les couleurs de l'amour. À boire dans un frisson avec quelques glaçons en plein été. Fleur féminine par excellence, le jasmin est à placer en petit bouquet près du lit d'amour, ou en huile essentielle (une goutte dans les cheveux ou sur la nuque) pour que Shiva ait envie de choyer Shakti. Sans oublier l'ylang-ylang, qui sera la fleur de votre été sensuel (quelques gouttes d'HE dans le creux des reins ou des seins).

MOI ET LES AUTRES

Vous avez dit lunatique ?

Pendant les chaudes nuits d'été, la contemplation de la lune est une belle méditation. Elle joue à être croissante ou décroissante, montante ou descendante. Elle rythme les cycles, elle est blanche, rousse, bleue. Elle fait des nœuds quand elle coupe la route de la terre autour du soleil et parfois s'éclipse. Il paraît qu'elle est très Yin, pendant que le soleil, le grand Yang de l'univers céleste, inlassablement, sous nos latitudes, apparaît, le même ou presque, chaque matin…

MES ENVIES NATURE

Here and now

L'été, avec ses longues journées à pouvoir flâner, est propice à la prise de conscience de notre rapport au temps. Devant un soleil couchant, une mer d'huile, un sommet de neiges éternelles sous un ciel d'azur, un brin d'herbe bercé par la brise, un chant d'oiseau… se rendre disponible à cette possible contemplation de l'instant présent sans référence au passé ou à l'avenir. L'ici-et-maintenant n'est pas un adage New Age, mais une valeur précieuse de vie. Notre quotidien devient alors une succession d'instants dans lesquels nous sommes joyeux d'être… ici… et… maintenant !

MA PHILOSOPHIE DE VIE

D'une saison à l'autre

L'été, une saison adorée qu'on aimerait prolonger et qui pourtant finira comme chaque année par s'échapper ! Les postures de rotation sont là pour nous aider à passer d'un moment à un autre en toute souplesse du corps et de l'esprit ! Debout, pieds parallèles, passer le bras droit derrière soi et coller le dos de la main contre la taille à gauche. Puis poser fermement la main gauche sur l'épaule gauche pendant que tout le corps, des chevilles au sommet du crâne, effectue doucement une rotation à droite. Faire de même de l'autre côté. Inspirer et expirer sans effort. Renouveler à divers moments de la journée. Sans jamais forcer.

MES POSTURES DE YOGA

Effet papillonnant

Que l'on soit cet été au sommet d'une montagne ou au cœur d'une île, sentir que nous sommes reliés les uns aux autres. On dit qu'activer dans son propre cœur un sentiment positif de bienveillance, de joie, d'acceptation de soi produit des vibrations à même de se propager à l'ensemble de l'humanité. C'est la voie proposée par la « méditation de la bonté aimante », inspirée du bouddhisme. En pratique, il s'agit, en méditant, de se centrer sur le souffle et, du fond du cœur, de susciter des sensations ou des images irradiant bonté et amour jusqu'à envahir tout l'être. Une pratique qui aurait le pouvoir de faire du bien au le corps et à l'esprit… et aux voisins, même les plus lointains !

MES MEDITATIONS

Après le soleil… on met de l'huile !

On sait maintenant que les bains d'ombre sont à préférer aux bains de soleil et qu'il vaut mieux se relaxer sous un pin parasol que sous l'effet direct des ultraviolets. Si toutefois on est amené à s'exposer au soleil, ne pas oublier dans le sac de plage ou le sac à dos un flacon d'huile de *Calophyllum inophyllum*, véritable filtre solaire naturel. Et le soir venu, soigner les éventuels coups de soleil avec 1 à 3 gouttes d'HE de lavande + arbre à thé, et masser le corps avec un mélange de 50 ml d'huile de bourrache + 20 gouttes d'HE d'ylang-ylang.

MES MEDECINES DOUCES

Des mains d'artiste

Se dire qu'il est temps de faire la part belle à l'artiste qui sommeille en soi et que cet été est celui de son voyage au pays de la créativité. S'offrir un été « arts plastiques » dès que le désir se fait sentir. Emporter avec soi, au milieu des maillots de bain ou des affaires des enfants, de quoi se laisser aller vers des évasions « aquarelles ».
Peu importe le résultat, l'exposition qui peut-être jamais ne se fera, les critiques de-ci de-là, tracer sa route comme on taille ses crayons de couleurs... Soigneusement sans jugement.

MA VIE D'ARTISTE

Casse-tête à la japonaise

Une des techniques de méditation zen, le *Koan*, est un véritable « casse-tête » que le maître livre au disciple. Ainsi : *« Une petite oie est élevée et nourrie dans une bouteille ; elle grandit et finit par remplir toute la bouteille et ne peut donc plus sortir par le goulot »* (Osho). Le *Koan* sera de chercher comment sortir l'oie sans casser la bouteille et sans tuer l'oie… Pour cet été, offrez autour de vous à méditer sur deux *Koan* humoristiques à l'occidental : *« Comment une poule peut-elle pondre un œuf sans le casser ? »* et *« Si une patte de lapin est censée porter bonheur, qu'a-t-il pu arriver au lapin ? »* (J.-L. Chiflet).

MES PRECIEUSES THERAPIES

Étoiles écolo-touristiques

On peut consommer ses vacances comme on mange un hamburger dans un fast-food : sans trop se soucier de la qualité. On peut aussi privilégier les lieux où l'on propose un tourisme dit « responsable », engagé dans le développement durable. Faire émerger une espèce d'« écolo attitude » qui se prolonge en dehors de chez soi et repérer les labels touristiques : « Pavillon bleu », « Stations vertes », « Éco Label », « Gîtes Panda », « Clef verte » ou encore « Accueil paysan »... Pour se reposer là où le respect de la nature est, plus qu'ailleurs, présent.

MA PLANETE TERRE

Un billet aller-retour

Le voyage n'existe que s'il y a un retour là d'où l'on est parti. Et parfois, revenir n'est pas synonyme de plaisir. Pour retrouver avec une certaine joie tout ce qu'on a laissé de contraintes et d'obligations derrière soi, essayer de cultiver cette idée toute simple que le lieu où l'on revient est finalement, à ce moment-là, celui où l'on se sent bien, ce lieu où l'on a le sentiment d'être chez soi ou à tout le moins bien mieux qu'ailleurs. Si, en revanche, persiste une sensation étrange et pénétrante que c'est là-bas qu'on a vraiment envie de rester... chercher ce que cet appel du large, du loin, révèle d'intéressant à vivre « maintenant » et ailleurs qu'« ici »... La vie... une vraie philosophie !

MA PHILOSOPHIE DE VIE

Matinale verticalité

L'été invite aux petits déjeuners sous le pin parasol, sur le balcon ou fenêtre ouverte, en captant les premiers rayons du soleil qui pénètrent. Et si on testait un réveille-matin plus câlin pour notre esprit que les nouvelles à la radio ? Comme un grand étirement du corps et de l'esprit, pour laisser partir les rêves et venir les pensées en douceur : contre un mur s'adosser debout, lever les bras au-dessus de la tête, crocheter les pouces ensemble, mains tendues, tendre les jambes, pousser avec les pieds vers le sol, relâcher les bras, détendre les jambes. Recommencer en crochetant les pouces de l'autre côté. Ainsi repositionné, bien dans sa tête et dans son corps, entre ciel et terre, la journée peut commencer !

MES PRATIQUES BIEN ETRE

Pour l'amour des mots

Qu'est-ce que l'amour pour vous, ici et maintenant, en cet été, pluvieux ou rayonnant ? Un désir, un plaisir, une fusion, un dévouement, une soif de compagnie, un attachement, une sexualité, un besoin de tendresse, une envie de partage, une possession, une fidélité... ou bien autre chose encore assez difficile à définir ? Le mot n'est pas la chose, certes, mais pourtant le mot aide à penser, à cerner, à mesurer, à fixer des limites, à ouvrir des perspectives. Mettre des mots sur cet amour vécu en ce moment, sur celui qui a précédé ou sur celui à venir, puis les poser sur une feuille de papier, c'est comme faire une déclaration d'amour à l'amour !

MOI ET LES AUTRES

Le riz qui nourrit la vie

Nourriture « bénie » de la macrobiotique, céréale ancestrale recommandée par le docteur Seignalet qui prône une *« diététique qualitative fondée sur la structure des molécules »*, le riz est une excellente base pour les salades d'été. Un épi de riz donne deux fois plus qu'un épi de blé. Un riz blanc raffiné industriellement est plus pauvre sur le plan nutritionnel qu'un riz bio complet ou semi-complet… On le trouve sur tous les continents, cette mondialisation-là a du bon !

MON ASSIETTE VITALITÉ

Bon beurre

Pas d'été sans son karité ! Issu de l'arbre qui porte son nom, le beurre de karité est cette pâte huileuse, qui fond dans la main et dans le pot aux premières chaleurs, aux multiples vertus cosmétiques. À utiliser en cette saison au quotidien comme soin du corps après la douche, en masque pour les cheveux (enduire le cuir chevelu et les cheveux de la racine jusqu'aux pointes, envelopper d'une serviette chaude, laisser agir pendant 20 minutes, rincer à l'eau tiède avant de laver les cheveux).

MES SECRETS BEAUTE

La clé du temps

Pour cet été (re)donner du temps au temps, veiller à ne pas consommer (et consumer) son voyage. Prendre le temps de rêver son périple, le temps de la réflexion pour choisir sa destination, le temps de l'approche de ce lieu élu, le temps de la rencontre avec l'Autre, le temps de la compréhension d'un mode de vie différent, le temps du partage… Ainsi, vivre intensément le moment présent et savourer avec gourmandise chaque instant. Prolonger le voyage bien au-delà des vacances, et savourer cette sensation de… temps retrouvé.

MA PHILOSOPHIE DE VIE

Libérer les tensions

Prêtons attention aux tensions en tous genres, petites ou grandes, physiques ou mentales, accumulées depuis le début de l'année, les unes agissant sur les autres et réciproquement. Technique de libération à expérimenter chaque matin estival : 1/ Frictionner la nuque, le crâne, le visage, le ventre, le dos, les genoux, les chevilles, les pieds ; 2/ Expirer les yeux grands ouverts devant soi comme pour souffler sur une bougie plusieurs fois de suite ; 3/ Fermer les yeux ; 4/ Respirer lentement et profondément plusieurs fois ; 5/ Ouvrir les yeux. Le lâcher-prise est passé par ici, les tensions sont, c'est sûr, parties par là ! Une belle journée d'été peut commencer.

MES PRATIQUES BIEN ETRE

Automne

Casse-noisettes

Utilisées essentiellement en apéritif ou pour décorer une salade, les noix, les noisettes et les châtaignes ont de grandes vertus nutritionnelles. À consommer fraîches en cette saison, en farine (de châtaigne), concassées pour les gâteaux, en huile pour les crudités, et aussi à glisser dans le sac à main, la voiture ou le tiroir du bureau pour les petits creux de la journée. À quoi bon s'en priver ?

MON ASSIETTE VITALITE

Rituels et ritournelles

Catalogués longtemps ringards ou obligatoires, les rituels font leur retour. Dans une société mouvante, ils sont comme des ancres. Des balises qui rythment l'existence, structurent l'être, magnifient la routine, sacralisent les passages. Ils matérialisent le pouls de la vie. Et chacun de s'inventer les siens : cri de ralliement inventé par une famille, célébration des saisons, voyage pèlerinage, cailloux ramassés partout... Le rituel rassemble et nous ressemble. Le mot « rituel » est d'ailleurs dérivé d'une racine indo-européenne qui signifie « mettre ensemble ». Il jette un pont entre ordinaire et extraordinaire, entre soi et l'autre, entre passé et avenir... Le rituel est une boussole. Et vous, quel est votre rite, cet automne ?

MA PHILOSOPHIE DE VIE

Énergie bien ordonnée commence…

Par soi-même ! Inspirée du *Reiki*, adopter au saut du lit cette sorte de « douche purificatrice » : position debout, yeux fermés, les pieds légèrement écartés bien ancrés dans le sol, lever les bras vers le ciel comme pour avoir la sensation de recevoir toute la lumière énergie qui en jaillit (même en cette saison !) pour se répandre sur tout le corps de la tête aux pieds, en passant par les yeux, le nez, la bouche, le cou, le haut, milieu et bas du tronc, les jambes, les genoux et les pieds. Imaginer que l'énergie excédentaire entre dans le sol. Trop conceptuelle, cette échappée belle au royaume de l'énergie ? Tester et se faire sa propre idée. Tel est le secret de ce qui est bon pour soi.

MES PRATIQUES BIEN ETRE

Le gris est une couleur !

Comment serait notre vie au quotidien sans couleurs ? Même sous un ciel grincheux, l'énergie est aussi dans la couleur qui, omniprésente, agit avec son « aura vibratoire » sur toutes les espèces vivantes. En cette saison, il y a ces journées de grisaille qui nous semblent interminables et nous rendent maussades. Pourtant le gris, cet état intermédiaire entre le blanc – où tout commence – et le noir – symbole d'une fin nécessaire pour un nouveau cycle – est une couleur très intéressante ! On dit d'elle qu'elle est une « couleur de transformation », comme un entre-deux. Alors, pendant que le ciel passe du gris clair au gris souris, et inversement, profitons de ces moments pour laisser faire... laisser passer...

MES ENVIES NATURE

Rêves en Technicolor

« Garde toujours dans ta main la main de l'enfant que tu as été » (Cervantès). Cet enfant, qui se rêvait astronaute, voulait sauver le monde, devenir acteur… Des aspirations qui vibraient à l'unisson avec l'être profond. Alors que dehors les feuilles mortes se ramassent à la pelle… les rêves et les regrets aussi. Alors, descendre du train-train pour reprendre la main de cet enfant oublié au bord du chemin. Redonner vie aux rêves enfouis, en les adaptant au présent. De sauveur du monde, passer peut-être au bénévolat ; d'un rêve d'astronaute glisser, pourquoi pas, à une formation de pilote ; du métier d'acteur, aller vers l'improvisation théâtrale. Et transformer les rêves en réalité… d'actualité !

MA PHILOSOPHIE DE VIE

Contre ou pro biotiques ?

Pour éviter d'avoir à prendre des antibiotiques, il est bon de tenter de booster nos défenses immunitaires et ainsi aider nos milliers de cellules à travailler « main dans la main » pour résister aux envahisseurs (bactéries, virus, etc.) ! Faire une cure de probiotiques permet d'équilibrer la flore intestinale et de stimuler le système immunitaire. Faciles à ingérer (poudre ou comprimés), intéressants à expérimenter par exemple quinze jours par mois, d'ici la fin de l'année. À absorber le matin au réveil bien avant le petit déjeuner.

MES MEDECINES DOUCES

Stop ! Pause détente

La pluie automnale qui bouscule nos plans… Les embouteillages qui reprennent de plus belle après le calme de l'été… Et s'il était possible de se détendre en 1 minute ? Voici plusieurs bons plans pour… souffler. Au volant (quand on est à l'arrêt dans les bouchons), mains sur les cuisses, dos droit, faire cinq respirations en pensant à expirer jusqu'au bout, en rentrant le ventre le plus possible. Et partout où l'on se trouve en position assise, avant-bras sur la table ou sur les cuisses, exercer en expirant deux « souffles » contraires : vers le bas pour tout ce qui est à partir des hanches, et vers le haut pour tout le dos jusqu'au sommet de la tête. Une mine d'énergie à consommer sans parcimonie !

MES RESPIRATIONS

Si riches différences

Sur le plan professionnel, il arrive que l'on développe des « allergies relationnelles » envers certains individus. Et l'été passé, l'automne déjà engagé, rien ne change... Pourtant, cette allergie en dit long sur soi, puisque ce « tout autre » développe des potentialités aux antipodes des nôtres. Et si, plutôt que de la rejeter, nous nous mettions à l'écoute de sa personnalité ? On peut alors identifier la qualité première de cette personne et passer du jugement négatif à la perception positive de ce qu'elle (nous) apporte. Le monde est riche de ces complémentarités... que l'on prendrait de prime abord pour de l'adversité.

MOI ET LES AUTRES

Vive la biogastronomie !

Pas question que notre assiette, sous prétexte d'être en accord avec le bien-être de la planète, fasse la tête ! Le bio aussi peut être beau, bon et festif. La grande diversité des variétés ressuscitées par cette agriculture met notre cuisine en fête, avant l'heure. Oser la créativité en mettant au menu quelques impromptus de saison : soufflé de scorsonères à la crème d'amandes, velouté de topinambours, soufflé de potimarron aux châtaignes et autre mousseline de panais au mascarpone... Du « fait maison » qui renouvelle sainement et joyeusement la tradition.

MON ASSIETTE VITALITE

Éloge de la lenteur

Alors que l'automne ralentit le rythme, goûter à une mini-pratique : 1/ Allongé sur le dos, croiser le pied droit par-dessus le pied gauche, bras en croix, mains à plat au sol, tourner les hanches plusieurs fois de gauche à droite, *idem* avec croisement de pieds de l'autre côté ; 2/ Toujours sur le dos, même position des bras et des mains, placer le talon du pied droit sur les orteils du pied gauche, tourner de nouveau les hanches à droite et à gauche et la tête dans l'autre sens ; *idem* avec changement de talon ; 3/ Replier les jambes sur la poitrine, les entourer avec les bras, rouler de gauche à droite, puis en avant et en arrière ; 4/ Position assise, mains sur les genoux, rouler les épaules.
Ouvrir les yeux. Observer.

MES PRATIQUES BIEN ETRE

Où nicher les nichoirs ?

C'est le moment de penser à moins bien loti que soi. Vaste question… à laquelle souvent il manque une adéquate réponse. En ce début de froide saison, commençons par… les oiseaux ! Nichoirs de balcon ou de jardin, mangeoires, abreuvoirs… à faire soi-même avec une âme de « bricolo » et quelques clous et morceaux de planches, ou à acheter après s'être bien informé. Autant de petits gestes bien-être pour la nature qui, à un moment ou à un autre, nous en remercient et sur l'instant nous renvoient à notre existence, pas si éloignée de la fragilité d'une mésange ou de l'insolence d'un épervier.

MA PLANETE TERRE

Haut en couleur

Et si nous faisions confiance à l'énergie vibratoire de chaque couleur pour nous en servir au gré de nos besoins et de nos humeurs, et ainsi varier les couleurs de la maison et, côté dressing, à chaque saison, changer de ton. Rouge : effervescence, se donner les moyens de vivre, le droit à la vie. Orange : aptitude au mouvement, à réaliser ses désirs profonds, énergie créatrice. Jaune : lumière, aptitude à se faire une place au soleil, construire. Vert : renouveau, ouverture, aptitude au bonheur. Bleu : capacité à exprimer la vérité du moment et les profondeurs de l'être. Indigo : aptitude à la prise de conscience, éveil sur l'enjeu de la vie. Violet : reconnaître un ordre aux choses et à la vie, expérience de la paix de l'âme.

MA PHILOSOPHIE DE VIE

Énergie solaire

Alors que le soleil descend lentement sur l'horizon, voici une posture de revitalisation pour éclairer d'énergie cette saison. Allongé sur le dos, bien à plat sur le sol, les jambes l'une près de l'autre sans être serrées, les bras le long du corps, faire quelques profondes respirations en pensant *consciemment* à cet exercice destiné à redynamiser le corps et ensoleiller l'esprit. Puis, sans décoller les pieds du sol, menton rentré, redresser légérement la tête jusqu'à pouvoir fixer le centre du ventre. Dans cette position, inspirer et expirer en gardant quelques instants la tête et la région des omoplates détachées du sol. L'extension générée par cette position maintenue provoque une secousse au niveau du plexus solaire, propice à relancer l'énergie... de vie !

MES POSTURES DE YOGA

Miraculeuses petites granules

L'homéopathie, en cette saison où foisonnent les refroidissements, est à mettre en bonne place dans notre pharmacopée. Voici une trousse de base pour affronter les bobos automnaux (tout en 5 CH) : *Belladona* (céphalée avec fièvre), *Sambucus nigra* (rhume avec nez bouché jour et nuit), *Cinnabaris* (sinusite avec sensation de barre au front), *Gelsemium* (sensation de grande fatigue avec grippe ou surmenage), *Allium cepa* (rhume qui « coule »), *Aconitum napellus* (enrouement après coup de froid ou courant d'air), *Euphrasia* (éternuements et yeux qui piquent).

MES MEDECINES DOUCES

La paix des méninges…

Le stress qui entoure les dates clés de l'année, telles que la rentrée ou les fêtes de fin d'année, nous rend parfois irritables. Or, *« les mots sont des fenêtres (ou des murs) »*, explique le docteur Marshall B. Rosenberg, créateur de la communication non violente. En pratique, pour que les relations tournent rond, adopter ces quatre étapes pour entrer vraiment en communication : observer objectivement la situation, identifier les sentiments qui apparaissent, puis les besoins qui en découlent, et enfin formuler une demande positive et concrète pour réaliser ces besoins. En parlant et en écoutant, tenter de conjuguer harmonieusement ces quatre temps. Alors, naturellement, s'installe – probablement – une relation constructive.

MOI ET LES AUTRES

Lumière dans les chaumières

La luminothérapie remet de la lumière au cœur de la morosité automnale. Le ciel est parfois si bas qu'on a le moral raplapla, tellement gris souris qu'on pourrait ne plus avoir trop d'envies, et glisser dans une sombre léthargie. Ne pas hésiter, si l'on sent un vrai lien entre humeur qui flanche et saison froide qui s'avance, à faire l'acquisition d'une lampe spécifique dont la lumière jouera (presque) le même rôle que le grand absent du moment, le soleil. Et favorisera la sécrétion de mélatonine qui agit sur le sommeil et le rythme biologique. Cette année, pas question de se laisser emporter par le blues d'automne !

MES PRECIEUSES THERAPIES

Circulation fluide

En Occident, on comprend bien ce que veut dire « faire passer » une idée. On le fait avec des mots. Mais faire passer ou faire circuler l'énergie, c'est déjà moins évident ! Et pourtant... Petit exercice : fermer les yeux, porter toute son attention sur le bras et créer un dialogue émetteur-récepteur non verbal avec la respiration. Pendant l'expiration, descendre l'attention de l'épaule vers la main et, à l'inspiration, remonter l'attention de la main à l'épaule... et sentir que « ça » passe et que, même au bout de quelques secondes, « ça » circule plutôt bien ! Faire de même avec d'autres parties du corps et jouer ainsi à faire vibrer, de la tête au pied, votre belle énergie !

MES PRATIQUES BIEN ETRE

Flamboyer

C'est dans la culture de Dame Nature de nous mettre en beauté… en toute simplicité. En cette saison, pour ne pas céder à la grisaille, voici quelques recettes pour rayonner. Offrir ainsi au corps une lotion « à sensation » en portant à ébullition 35 g de pétales de rose (non traités) dans 150 ml d'eau, laisser refroidir et filtrer, ajouter 20 ml de vinaigre de cidre et se frictionner. Pour des cheveux de soie, infuser une poignée de tilleul dans 1 litre d'eau durant 15 minutes, filtrer et utiliser comme eau de rinçage, après le shampoing. Enfin, pour un visage rayonnant, délayer du rhassoul avec un peu d'eau de rose, y ajouter le jus d'1 citron + 1 c. à s. de savon noir. Mélanger avant d'appliquer en masque durant 10 à 15 minutes, puis rincer à l'eau tiède.

MES SECRETS BEAUTÉ

Raisin à foison

Emploi du temps pour les jours à venir, placés sous le signe de la cure de raisin : jeudi et vendredi, je mange légèrement et si possible des légumes et des fruits. J'achète toutes sortes de variétés de raisin bio, bien mûr. Samedi et dimanche, je savoure ce raisin selon ma faim (entre 1 à 3 kg par jour) et aux heures que je veux (6 ou 7 repas). Lundi et mardi, je reprends une alimentation légère. Les bienfaits seront de vrais rayons de soleil pour mon corps : détoxination, revitalisation, décongestion, drainage, et plus encore.

MON ASSIETTE VITALITÉ

Ralentir

Chi va piano, va sano... Dans notre société TGV, où l'immédiateté règne au détriment de la réflexion, ralentir devient une quasi-nécessité vitale. Ralentir, c'est revenir aux rythmes naturels qui permettent au corps et à l'esprit de respirer, donc de mieux fonctionner. Pour freiner le rythme, comme le fait Dame Nature en cette saison, un nouveau courant baptisé *Slow* se développe sur plusieurs fronts (alimentation, voyage, art de vivre...). Il propose de rééquilibrer rapidité et lenteur dans notre vie, et de retrouver ainsi ce que les musiciens appellent le *tempo giusto*. Ce temps juste, générateur d'harmonie. Pour une vie pleinement ressentie.

MA PHILOSOPHIE DE VIE

Souffler

Selon les principes de la médecine énergétique chinoise, on dit que l'automne est « la saison qui bascule vers le Yin », signe de l'intériorisation naissante avant l'hiver, de ce moment où la nature s'enracine. Cette saison est aussi le symbole des poumons appelés « couvercle éclatant ou luxuriant », qui contribuent à la circulation de l'énergie vitale, le Qi, et à son rayonnement. Ressentir la circulation de l'énergie à travers la circulation du souffle est l'une des plus mystérieuses et passionnantes expériences intérieures. Commencer en toute simplicité. Juste en respirant... consciemment. Un voyage au-dedans de soi, ou comment découvrir le bien-être sans avoir à faire des milliers de kilomètres, sans même bouger... d'un millimètre.

MES RESPIRATIONS

Papier cadeau, oui mais du bio !

Anticiper les fêtes de fin d'année… et bricoler vos papiers cadeaux, bien assez tôt. Vous aurez, le moment venu, la satisfaction du « fait maison »… sans la pression de la dernière minute ! Il faut quelques ustensiles de bricolage de base, des magazines ou du papier, l'annuaire qui traîne dans un coin et qui ne sert à rien, les cartes de vœux ou le papier cadeau de l'an passé, un bon livre sur le sujet et un rien de créativité ! Si on n'a pas envie de transformer sa cuisine en atelier de loisirs créatifs, on achète du papier déjà recyclé qu'on personnalise de mots doux écrits à la gouache, au pastel gras ou à l'encre de Chine. Certes, dans les deux cas, il faudra un peu mettre la main à la pâte… à papier !

MA VIE D'ARTISTE

Travailler… c'est trop dur…

Au lever, ces jours-ci, il peut faire encore nuit… Pas envie, mais alors pas du tout, d'aller travailler ! Certes, on peut associer l'idée du travail à un dur labeur, et dès lors y aller en toutes saisons avec des pieds de plomb… Mais on peut tout aussi bien voir au cœur de sa profession une voie pour découvrir sa fonction sur terre. Ainsi, révéler ses intérêts, déployer ses talents, entrer en relation avec l'Autre, transmettre ses valeurs, faire don de ses compétences, offrir le meilleur de soi-même… Plutôt que « faire » son travail, « être » à chaque moment tout entier dans son activité professionnelle. Et chaque jour expérimenter que *« vivre en harmonie avec le travail, c'est en vérité aimer la vie »* (Khalil Gibran).

MA PHILOSOPHIE DE VIE

Lumière d'automne

On peut aujourd'hui sur nos écrans tout voir du monde qui nous entoure, mais prend-on encore le temps de regarder… une mouche voler, une araignée tisser sa toile, le chat ronronner ? S'offrir à un moment de la journée un mini ou grand spectacle naturel, même en pleine ville. En automne, c'est chaque jour une palette de couleurs digne des plus grands peintres impressionnistes. S'arrêter quelques minutes dans ce parc voisin, s'approcher un instant de cet arbre qu'on contourne en rentrant, prendre le temps de regarder ce qui se passe, sous nos yeux, depuis des milliards d'années, comme un miracle chaque fois renouvelé.

MES ENVIES NATURE

Aïe… aïe… ail !

Connu depuis l'Antiquité, utilisé en quantité dans le passé contre la peste et le choléra, l'ail est un véritable antibiotique naturel, à utiliser en cas de grippe, infections ORL et digestives. Cru dans l'alimentation (traitement de fond : 1 à 2 gousses par jour), en teinture mère (de 10 à 20 gouttes par jour), ou en capsules. Aucun souci d'haleine si juste après vous lapez une demi-goutte d'HE de menthe poivrée. Vous pourrez, en toute tranquillité, embrasser qui vous voudrez !

MES MEDECINES DOUCES

À la Sainte-Catherine…

On dit en Chine que *« plus l'arbre a de racines, plus il peut monter haut dans le ciel »*. Tout dépend aussi du sol dans lequel il grandit, de l'air qu'il respire, ces échanges avec les autres éléments qui l'entourent. En cet automne, partons travailler notre terre intérieure, prenons soin de nos « ramifications ». Pensons, dans le stress du quotidien, à cultiver la détente de nos muscles, de tout ce qui peut raidir notre corps et… notre esprit ! Entretenons la verticalité de notre colonne vertébrale telle celle du tronc solide d'un chêne, et la flexibilité de nos mouvements, telle celle des branches de bambou. Et ne cessons pas de… grandir… grandir…

MA PHILOSOPHIE DE VIE

Chacun son rythme

« Plus le rythme de la vie s'accélère, plus nous nous sommes éloignés du rythme biologique de la planète. Le temps humain n'a plus aucun lien avec le rythme des marées, celui du lever et du coucher de soleil, ou celui des saisons » (J. Rifkin). On le sent bien : dehors, peu à peu, la nature s'endort… Nos ancêtres l'avaient compris, et ralentissaient la cadence une fois l'automne venu. Nous, au contraire, on accélère : il y a tant de choses à faire avant la fin de l'année ! Et si nous suivions les sages conseils de la chronobiologie : science qui nous éclaire sur nos rythmes biologiques. À chacun de tenter de (re)trouver, au milieu de nos quotidiens parfois embouteillés, la cadence de son horloge individuelle.

MES PRECIEUSES THERAPIES

Des tartines… autrement

Pour se remémorer l'été qui s'est évaporé, s'amuser à concocter, avec des senteurs qui fleurent bon les souvenirs de vacances et les champs de lavande, une pâte à tartiner : mélanger 1 verre de poudre d'amandes + 2 c. à s. d'hydrolat de lavande bio + 4 c. à s. de sirop de riz. Imaginer ce soleil estival qui, alors que vous dégustez cette tartine grillée, envahit vos papilles… Cette chaleur intérieure ne vous quittera pas lorsque vous irez, réconforté par un petit déjeuner gorgé de Méditerranée, braver les premiers frimas.

MON ASSIETTE VITALITE

Se mettre en retrait

Dès l'automne arrivé, on a déjà oublié les chaleurs de l'été. Quand les nuages obstruent l'horizon du ciel de notre destinée, on a tendance à oublier que le soleil brille par-delà la nébulosité... Faire l'essai : mettre son nez contre un objet. On n'en distingue qu'une infime partie, floue. À présent, reculer... Non seulement l'objet se dévoile dans sa globalité, mais on le met en perspective dans son environnement. Il en va de même avec les problèmes : cesser de se focaliser sur les détails, mais embrasser la situation dans son ensemble pour entrapercevoir des solutions inattendues, des aides extérieures. Et ainsi dégager les probables opportunités que tout événement, même négatif, peut apporter.

MA PHILOSOPHIE DE VIE

Instinctivement vôtre

C'était si bon de se re-poser l'été... Oui, mais là, c'est reparti ! Rythme de vie, informations, événements, tout va plus vite... trop vite. Si notre organisme est « outillé » pour réagir au stress, quand celui-ci devient trop intense ou chronique, il crée des réactions en chaîne au niveau physiologique, rompant notre équilibre et nous coupant de notre raisonnement. Pour reprendre la barre, on peut tout simplement poser délicatement une main sur le front, en fermant les yeux et en respirant consciemment : on active ainsi le cerveau préfrontal – situé juste derrière le front et siège de notre intelligence adaptative. Un geste que l'on fait d'ailleurs instinctivement... pour peu que l'on parvienne à rester à l'écoute de son instinct.

MES RESPIRATIONS

Éco-logis

En cette saison qui nous invite à préparer pour l'hiver notre maison-cocon, réfléchissons à nos modes de consommation. Ampoules fluocompactes, piles rechargeables, lampes à dynamo, panneaux solaires... autant d'innovations pour les « éconologues » que nous pouvons être. Néologisme issu des notions d'économie et d'écologie, l'« éconologie » consiste à faire des choix de consommation orientés sur la durabilité, pour faire cesser le caractère exponentiel de la dépense énergétique mondiale. Cherchons, à la maison, ce qui pourrait se faire, à moindre frais, dans ce sens. Du pur bon sens.

MA PLANETE TERRE

Synergie créative

L'Aïki*Com* est né de la rencontre du meilleur de l'aïkido et des techniques actuelles de communication. Cette approche propose d'envisager l'autre non comme un adversaire, mais comme un partenaire, nous offrant l'opportunité d'apprendre et de grandir, même et surtout en situation de désaccord. En pratique, quand on est agressé verbalement, le premier principe est de ne pas rester exposé dans le « champ » de l'agression. Imaginer que les mots passent sous notre nez, sans nous toucher. Ainsi n'a-t-on plus peur de l'interlocuteur. On est en mesure d'entamer un dialogue constructif, plutôt que de fuir ou de l'attaquer en retour. On passe alors du conflit à la synergie. À tester en ces journées pré-hivernales qui peuvent parfois rimer avec ambiance… infernale !

MOI ET LES AUTRES

Bouger, c'est la santé

Il n'y a pas à dire, cette saison ne nous incite pas autant que l'été à bouger... Nous sommes nombreux à rester assis, connectés des heures durant devant l'ordinateur. Une étude américaine a démontré que passer plus de 6 heures en position assise est néfaste pour la santé. Pour y remédier, plutôt que de prévoir de larges plages d'activités physiques, difficiles à intercaler dans nos emplois du temps chargés, il serait plus efficace de mettre en place des mini-mouvements à faire à tout moment : se lever souvent, faire quelques étirements, monter des escaliers, bouger durant les pauses, faire un tour à l'heure du repas. Pour prendre le pli d'une vie en harmonie.

MES PRATIQUES BIEN ETRE

Chauffage intégré

Après la chaleur enveloppante de l'été, la morsure des premiers froids met les pieds en émoi... Voici une recette véritablement « chauffante », issue de l'ayurvéda, à appliquer sur les pieds pour réchauffer tout le corps. Les ingrédients : 3 c. à c. de poudre de moutarde et 2 c. à s. d'huile de sésame (bio), ainsi que de l'eau de source. Diluer la poudre de moutarde dans une quantité d'eau appropriée de manière à obtenir une pâte crémeuse. Appliquer celle-ci généreusement sur les pieds, laisser agir 10 minutes, puis rincer à l'eau tiède. Ensuite, frictionner les pieds avec de l'huile de sésame légèrement préchauffée. Et la chaleur de se répandre des pieds à la tête.

MES SECRETS BEAUTÉ

Si nous étions tous des bouddhas…

On avance, on avance… mais aura-t-on assez d'essence pour arriver au nirvana ? Quant à faire la route dans l'autre sens… On nous dit aujourd'hui qu'on a trop dépensé d'énergie pour satisfaire des besoins que l'on a, sans réfléchir, démultipliés. Ah… si on avait raisonné comme Bouddha, on n'en serait pas là ! L'idée consiste précisément, en cette saison où l'on engrange, à se contenter de moyens d'existence justes. Il s'agit donc d'adopter un mode de vie où nos moyens de subsistance, s'ils ne peuvent profiter à autrui, ne doivent pas lui nuire. Y réfléchir en regardant, par exemple, ce qu'on met dans son assiette, nous fait mesurer autrement le (bon) sens de nos aliments.

MA PHILOSOPHIE DE VIE

Shiita... quoi ?

Admirer les champignons des bois en cette saison et confier la cueillette aux spécialistes. Faire honneur, entre cèpe et bolet, au shiitaké, (*shi* = nom de l'arbre sur lequel il pousse, *take* = champignon poussant sur) champignon chinois ancestral devenu à la dynastie Ming « l'élixir de vie », du fait de ses bienfaits sur la longévité, l'endurance physique et la vigueur sexuelle ! Existe en poudre et en gélules, mais notre palais le préférera frais et mijoté avec des légumes pour un repas hautement énergétique.

Réveil du bon sens

C'est la rentrée... Tester cet exercice matinal de *Do In* pour vous mettre au diapason de toutes les bonnes résolutions prises durant la trêve estivale : réveiller les activités sensorielles en donnant des petites tapes avec le plat des doigts sur le haut de la tête, puis des petits mouvements circulaires avec les deux pouces sur les deux bosses à la base du crâne. Exercer une pression de chaque côté de la racine du nez avec les deux index, puis au milieu du nez et à la base des narines. Pour le réveil des yeux, placer l'index de la main droite devant le nez. Inspirer, éloigner le doigt devant soi en regardant au loin. Expirer, ramener le regard sur le doigt qui revient vers le nez. À renouveler dans la journée quand on sent l'énergie se recroqueviller !

MES RESPIRATIONS

Lever de soleil

Même si dehors le soleil n'est plus au rendez-vous, plutôt que d'avoir le réveil morose, mieux vaut profiter de cette énergie nouvelle pour nous rendre la vie belle ! Se réveiller 10 minutes plus tôt et prendre son temps, doucement. D'abord, s'étirer comme un chat pour ne pas être raplapla. Rendre hommage au matin en faisant des câlins. Ouvrir en pleine conscience les volets et accueillir le jour. Et, surtout, façonner ses premières pensées pour harmoniser la journée : imaginer constructivement son emploi du temps, semer des pensées positives, envoyer symboliquement des messages de paix et d'amour à ceux qui nous entourent… et la vie, au diapason, nous sourira pour de bon.

MOI ET LES AUTRES

La légèreté de cuisiner

Pour anticiper les agapes de fin d'année en toute vitalité, en pleine santé, et éviter les éventuelles intolérances, ne pas hésiter à faire entrer en cuisine des ingrédients subsidiaires, qui ont tout pour plaire. Petite liste à emporter au magasin bio pour acheter de quoi remplacer, de temps en temps, ou régulièrement, l'un(e) par l'autre :
1/ La farine de blé : farine de riz, de châtaigne, de sarrasin, de quinoa, de millet, ou encore fécule de pomme de terre, 2/ Le beurre : huile de première pression à froid, margarine végétale, 3/ La crème fraîche : crème de soja liquide ou crème de coco, 4/ Le sel : gomasio, etc. Déguster, c'est savoureux et léger !

MON ASSIETTE VITALITE

Récompenses

C'est en octobre qu'on devrait décerner récompenses et diplômes car, selon les lois de l'univers, c'est en cette saison qu'on récolte les fruits de son travail. On perçoit cette belle harmonie de la terre et des hommes dans les campagnes et les vergers. On finit de récolter les pommes et les poires, on cueille les raisins gorgés de soleil, les dernières mûres sauvages, on part des journées entières à la cueillette aux champignons. En ville, ce sont les fruits et les légumes sur les étals et les feuilles tourbillonnant des arbres qui nous signalent ce doux changement de rythme, cette vie qui tranquillement s'endort.

MES ENVIES NATURE

Lunettes roses contre idées noires

Et si, face au blues du monde et au parfois gris du ciel automnal, on initiait une révolution fondée sur l'enthousiasme ? Cette propension à chausser des lunettes roses exige une attitude active. Ce que le grand humaniste, Albert Jacquard, appelle « l'optimisme volontariste ».
Le point de départ, c'est la lucidité : sur ce qui est et ce que nous pouvons changer… en commençant par soi-même : *« Ce que je deviens est une évolution permanente. Être humain, c'est être conscient que nous sommes capables d'inventer demain. Être optimiste, c'est avoir une attitude constructive par rapport à cet avenir. »* Positiver, c'est prendre son destin en main… mais avec les pieds sur terre.

MA PHILOSOPHIE DE VIE

Bébé zen

Vous avez bien « célébré » la nouvelle année… et un bébé est attendu pour cet automne ? La mystérieuse alchimie qui se met en marche au moment de la non moins étonnante rencontre entre un ovocyte et un spermatozoïde répond, dans la tradition taoïste, à l'équilibre du Yin et du Yang. La médecine chinoise prescrit, pour le temps de la grossesse, un régime alimentaire très précis et une technique d'acupuncture sur des points spécifiques. Ainsi, quelques jours avant la date présumée du terme, le *Zhu Bin* sera stimulé, aussi appelé point « du bébé qui dort la nuit et rit le jour », pour favoriser la descente des énergies. Et quand bébé, une fois né, est zen, c'est toute la famille qui en profite !

MES MEDECINES DOUCES

À chacun sa lumière intérieure

Pour faire revenir la lumière, alors qu'elle baisse au-dehors, voici un exercice de *Do In* : en position assise, respiration calme. Placer le bout de l'index de la main droite (gauche pour les gauchers) au centre du front, dit aussi troisième œil, le bout du pouce et du majeur sur les bords extérieurs des paupières closes. Exercer avec ces deux doigts une légère pression vers l'intérieur. Répéter et maintenir la pression en l'accentuant progressivement pendant quelques minutes. Une petite lumière vive peut apparaître. Cesser progressivement la pression et ôter les doigts. Maintenir les yeux fermés quelques instants, jusqu'à ce que cette lumière disparaisse. Ouvrir les yeux. Reprendre son activité. Observer.

MES PRATIQUES BIEN ETRE

Parler vite et bien

Vous voulez trouver une issue à un problème d'ici la fin de l'année ? Pas de temps à perdre ! Dans le domaine des thérapies brèves (hypnose ericksonienne, analyse transactionnelle, thérapie cognitive et comportementale, thérapie systémique de Palo Alto, coaching, etc.), on ne cherche pas l'erreur, encore moins la faute, on se positionne sur la solution. Le thérapeute aide le patient à recenser les réponses qui sont en lui et à choisir la plus adaptée au problème posé. On ne s'éternise pas sur le passé, on est dans le présent pour fixer des objectifs, trouver des solutions et on choisit le chemin le plus direct pour y arriver. La vie est si courte…

MES PRECIEUSES THERAPIES

Une question d'harmonie

Nul besoin d'avoir l'oreille musicale pour sentir (et entendre, surtout) quels types de musiques et d'instruments riment avec « bien-être ». Il paraît que la contrebasse, de par l'échelle de ses fréquences sonores et son timbre riche en harmoniques, offre une grande palette d'émotions et serait propice aux sensations de calme (musique classique) et d'énergie positive (jazz, blues). Profiter de cette saison de transition vers l'hiver pour compiler les musiques qui nous « parlent ». Et quand il sera question de rester, au chaud à la maison, brancher le son pour se glisser dans notre cocon et recharger, pour le froid à venir, les chaudes batteries de notre cœur.

MA VIE D'ARTISTE

Feuilles d'automne

Harmonie de l'énergie de notre corps avec celle de cette saison. Les feuilles, petit à petit, se replient sur elles-mêmes. La posture de *Hatha-yoga* de « la feuille pliée » est agréable à pratiquer le soir après une journée de tension, sensible au niveau du cou et du bas du dos : s'asseoir sur les talons, le dos droit, le menton légèrement rentré. Positionner les bras le long du corps. Incliner lentement le buste vers l'avant pour que le front, les bras et les mains (paumes vers le ciel) touchent le sol. La tête et le visage sont décontractés. Respirer ainsi quelques minutes. Observer.

MES POSTURES DE YOGA

Entrer en amitié avec soi-même

C'est le titre d'un des livres de Pema Chödrön, moniale bouddhiste. Elle y parle des bienfaits de la « solitude calme », non pas celle considérée comme une ennemie, mais un état « rafraîchissant » qu'on développe :
1/ En pratiquant la diminution du désir ; 2/ En exerçant le contentement ; 3/ En évitant l'activité superflue ; 4/ En cessant les pensées discursives. À partir de là, nos schémas habituels emplis de crainte sont mis sens dessus dessous et on entre doucement, durablement, dans la voie dite sacrée du guerrier, la voie du milieu. Pourquoi ne pas y poser le pied, et comme les arbres le font en cette saison, perdre notre ancienne « feuillaison » pour laisser la place à la transformation ?

MA PHILOSOPHIE DE VIE

Des forces… naturellement

On espère ne pas attraper le coryza des premiers froids… mais on sait que si on n'y échappe pas, il s'ensuivra un moment de grande fatigue. Alors, faisons dès à présent provision de ce qui nous aidera à reprendre des forces en un temps record : un flacon d'HE de romarin à cinéole (2 gouttes par jour en friction sur le bas du dos et la plante des pieds), un petit pot de gelée royale à conserver au frais (une dose journalière pendant 20 jours), un flacon de teinture mère de ginseng (25 gouttes dans un verre d'eau, 2 fois par jour), de la cannelle en poudre à saupoudrer sur tous les desserts, une boîte d'ampoules d'oligoéléments cuivre-or-argent (1 par jour, le matin). De quoi se doper au naturel pour repartir du bon pied !

MES MEDECINES DOUCES

Antioxydants 100 % gagnant

On pensera, cet automne, à privilégier les antioxydants naturels dont notre corps a besoin pour lutter contre les radicaux libres. Privilégier une alimentation avec des produits frais riches en vitamine C (légumes feuilles, poivrons, persil, brocolis, baies), vitamine E (huiles végétales non hydrogénées), sélénium (œufs, noix du Brésil), cuivre et zinc (céréales, produits laitiers). Il y a aussi le thé vert, le raisin et les baies de goji bio de l'Himalaya, très puissantes en antioxydants, à tester avant d'aborder l'hiver en toute sérénité.

MON ASSIETTE VITALITE

Revenir au corps

Certaines thérapies psychocorporelles se révèlent efficaces pour revenir aux sensations qui empêchent le mental de tourner en rond. Ainsi, la méthode Vittoz propose des exercices mettant au repos le cerveau cognitif, source de pensées, donc d'angoisse. On déplace alors la concentration sur le corps et les sensations pour redevenir pleinement présent à soi-même. En pratique, il s'agit de laisser venir une sensation en ne cherchant ni à penser, ni à juger, ni à faire venir une image. À ce moment, seules les zones sensorielles du cerveau sont activées. Les autres sont au repos. Il ne s'agit donc pas de ne plus penser, mais de donner un « coup de frein » à la pensée pour, ensuite, raisonner plus juste.

MES PRECIEUSES THERAPIES

Effet... coup de fouet

L'automne, avec ses jours de pluie, met parfois nos nerfs à l'épreuve. Tester l'EFT ! Cette méthode de libération émotionnelle est une acupuncture... psychologique. On travaille sur les pensées toxiques, *via* des tapotements le long des méridiens, accompagnés d'affirmations positives : « Même si j'angoisse pour cette réunion, je m'accepte profondément, complètement... » Répéter 3 fois l'affirmation (personnalisée) en tapotant sur le tranchant de la main, puis tapoter sur neuf autres points en pensant à son affirmation : sommet du crâne, sourcils, coins externes de l'œil, en dessous des yeux, le creux au-dessus de la lèvre, fossette du menton, creux sous les clavicules, sous les bras de part et d'autre de la cage thoracique et, enfin, sous les seins. « Ça » peut paraître enfantin ? Alors, s'amuser à tester !

MES PRATIQUES BIEN ETRE

Beauté gourmande

Voici un délicieux masque, qui préservera l'élasticité de la peau, malmenée et surprise par les frimas de l'automne. Naturel et vitaminé, il est idéal pour les peaux sèches et sensibles. Ingrédients : ½ banane, ¼ d'avocat, 1 pincée de cardamome, 1 c. à s. de yaourt ou de crème fraîche liquide (bio). Recette : écraser la pulpe de la banane et de l'avocat, puis mélanger cette purée avec les autres ingrédients de manière à obtenir une crème lisse. Épaissir à l'aide d'amandes douces en poudre, si nécessaire. Appliquer ce mélange en masque. Laisser poser environ 10 minutes. Mmmh… savourer !

MES SECRETS BEAUTÉ

Prendre du recul pour… avancer

L'été, une fois passé, avec ses journées liberté nous a peut-être permis de prendre du recul par rapport à nos soucis du quotidien. Paradoxalement, prendre du recul, c'est aussi se rapprocher de soi. C'est revenir à cet espace intérieur, au cœur de l'être. Un processus initiatique, quasi alchimique. Cette capacité de distanciation à l'intérieur de soi permet de regarder ce que l'on a vu (entendu, fait) autrement et de porter son attention au-delà de la partie émergée de la situation. On apprend alors à se remettre en question, sans tomber dans l'émotion, et à puiser dans cette ressource intérieure que renseignent toutes les traditions spirituelles : *« Ralentis, assieds-toi, écoute et tout te sera livré. »*

MA PHILOSOPHIE DE VIE

Un trio inestimable

Alors que la lumière baisse, que le froid pointe le bout de son nez, le système immunitaire a besoin d'être renforcé. L'échinacée est recommandée pour le booster et lutter contre les infections microbiennes et virales. La spiruline, cette algue qu'on dit être un super-aliment, est riche en vitamines, acides aminés et oligoéléments. Tandis que le shiitaké est aussi un précieux allié pour lutter contre virus et bactéries. Faire composer, sous le contrôle de son phytothérapeute, un subtil mélange équilibré de ces trois cadeaux de la nature. Pour profiter de toute cette saison en pleine santé-sérénité.

Corne d'abondance

On raconte que Zeus enfant était nourri par une nymphe, Amalthée, qui lui donnait à boire du lait de chèvre. Ayant cassé une corne de la chèvre, Zeus l'offrit à sa nourrice en lui promettant qu'elle ne cesserait de se remplir de fleurs et de fruits. En notre ère mondialisée où tout ou presque est accessible, que souhaiteriez-vous trouver dans votre corne d'abondance si Zeus passait du côté de chez vous avec sa chèvre écornée ? Des produits technologiques dernier cri, de beaux habits, des bijoux, des voitures, des motos, des avions… ou, fidèles à cette mythologie qui rime avec écologie, des fleurs et des fruits ?

MA PLANETE TERRE

Au chaud le choco

Les jours qui raccourcissent, la température qui baisse… Pour chouchouter le moral qui vire à l'ambiance automnale, rien ne vaut le chocolat ! Alors autant le savourer à toutes les sauces… et pourquoi pas en soupe revigorante, en se lovant bien au chaud dans le canapé, après une randonnée glaciale : mélanger 250 g de chocolat noir fondu dans 20 cl de lait d'avoine + 30 g de margarine végétale. Ne pas oublier, pour que la fête soit complète, la brioche, le cake ou les madeleines à la farine d'épeautre glanées au magasin bio sur le chemin du retour !

MON ASSIETTE VITALITE

Eucalyptus radiata ou globulus ?

Deux fioles d'huiles... essentielles à se procurer en cette saison : l'*Eucalyptus radiata* pour lutter contre les rhumes et sinusites (1 goutte sur les ailes du nez + sur un mouchoir à respirer la journée) ; l'*Eucalyptus globulus* contre les bronchites (3 gouttes + huile de base à appliquer sur le thorax, plexus solaire et nuque). Aussi, en inhalation, 2 gouttes de l'une ou l'autre + 5 gouttes d'HE de lavande dans ½ litre d'eau bouillante pendant 10 minutes, dès que le nez chatouille et/ou que la toux apparaît. Une petite séance « inspirante », et voilà toute la maison qui sent bon !

MES MEDECINES DOUCES

Le bon tempo

L'été et les congés nous ont rapprochés de nos rythmes essentiels, de notre tempo personnel. Quand sonne l'heure de la rentrée et que le quotidien reprend son train-train, l'important est de conserver précieusement l'esprit de ce ressourcement. Penser à se ménager des « microvacances » quotidiennement tout au long de l'année. Chaque jour, s'offrir un temps intime, même minime : une rêverie, une méditation, une échappée au parc... Une pause qui nous ramène à nous-mêmes, à ce qui nous fait profondément du bien. Durant ce moment de délassement, veiller à être pleinement présent... même si cette parenthèse ne dure... que quelques instants.

MES PRATIQUES BIEN ETRE

Une sagesse mexicaine

Et si l'on décidait de vivre selon pas plus de quatre principes de vie, que des chamans mexicains, les Toltèques, auraient, il y a des milliers d'années, expérimentés, pour que chacun sur terre puisse réaliser son « paradis personnel » ? 1/ *« Que votre parole soit impeccable »*, autrement dit se servir de la parole comme d'un *« puissant cadeau donné aux humains »* pour ne partager qu'amour et vérité. 2/ *« Quoi qu'il arrive n'en faites pas une affaire personnelle »*, et ce pour être à jamais immunisé contre ce qui blesse. 3/ *« Ne faites pas de suppositions »*, mieux vaut poser des questions avant d'avoir un avis. 4/ *« Faites de votre mieux »*, en étant tolérant avec soi-même. Ils reviennent quand ces Toltèques pour nous prescrire à chaque rentrée une formation continue et accélérée à l'échelle de la planète ?

MA PHILOSOPHIE DE VIE

S'en tenir aux faits

En été, qui rime avec légèreté, on avait peut-être oublié que l'univers professionnel est un terreau propice aux échanges conflictuels. C'est que le travail, où l'on donne tant de soi-même, vient se frotter à nos nœuds émotionnels et il n'est pas toujours facile de prendre le recul nécessaire… Si un conflit vient à éclater, la clé serait de s'en tenir strictement aux faits : qui fait quoi, à qui ? Arriver à séparer cette description de la situation de l'émotionnel. Pour plus d'impartialité, on peut demander de l'aide à une tierce personne neutre, sans enjeu dans le conflit : un coach, un médiateur, le manager d'un autre service, un ami, un collègue… C'est alors esquisser un pas, sortir de la logique de l'accusation et trouver ensemble des solutions.

MOI ET LES AUTRES

Cannelle la belle

On l'appelait *« le bois de Chine qui sent bon »* et les marchands de la route de la Soie la vendaient au prix de l'or ! Si on l'apprécie avec gourmandise en cuisine, elle est aussi un excellent remède pour prévenir les premiers symptômes de la grippe automnale (ou hivernale !) : faire bouillir 2 bâtons de cannelle + 2 clous de girofle dans ½ litre d'eau. Laisser infuser 15 minutes et ajouter un peu de miel. Pour les amateurs de sensations fortes, ajouter quelques gouttes de rhum. Aller directement au lit sous une bonne couverture, transpiration garantie et le lendemain... une belle énergie retrouvée !

MES MEDECINES DOUCES

Raconte-moi ton histoire

Parmi les thérapies dites « transgénérationnelles », on trouve, entre la psychologie et la généalogie, la psychogénéalogie. Si l'on pense que certains événements de notre vie sont programmés par l'inconscient familial, si on a envie de comprendre la répétition de certaines dates, on entreprend, avec un bon livre sur le sujet écrit par des praticiens expérimentés et/ou l'aide d'un professionnel, ce grand voyage dans le passé en établissant son arbre généalogique, en le replaçant dans l'histoire collective, pour partir à la découverte d'un « ancêtre-guide » que le psychanalyste Jung appellerait « l'ami intérieur » et, ainsi, à travers une série de « jeux », accéder au « je ». Car qui sommes-nous vraiment ?

MES PRECIEUSES THERAPIES

Le mandala… un monde en soi

Qui n'a pas fait sur la plage, cet été, un dessin dans le sable avec son doigt ou un coquillage ? De retour à la maison, profitons de cet élan créatif pour se mettre au mandala ! Plus qu'une technique, le mandala jette un pont entre conscient et inconscient, monde visible et invisible… Les plus connus sont ceux – éphémères et complexes – réalisés par les bouddhistes en sable coloré. Ils invitent à faire taire le mental, induisant une sorte d'état modifié de conscience, proche de la méditation. S'ils utilisent l'énergie des couleurs, ils sont bâtis sur une structure géométrique, organisée autour d'un centre, qui renvoie à l'axe de l'univers, mais aussi à son moi profond, et c'est une porte d'accès vers son intériorité.

MES MEDECINES DOUCES

Des pommes, des poires et…

Des crus, des cuits, des secs, comme on veut, mais des fruits tous les jours ! Le professeur Henri Joyeux et le docteur Jean Seignalet sont unanimes : les fruits frais de saison, cultivés sans produits chimiques, à raison de deux à quatre par jour, sont des aliments indispensables à notre alimentation pour leur apport en sels minéraux, oligoéléments et fibres. Il est bon de les consommer en dehors des repas ou un peu avant, mais aussi d'observer ses réactions digestives et de les ajuster en fonction de soi. En automne, on met à l'honneur : pommes, poires, raisin, figues, puis oranges et clémentines.

Théorie de la relativité

Relativiser est une philosophie de vie… que l'on peut apprendre à cultiver. Si on a l'habitude de voir le verre à moitié vide, il est évident qu'il ne se remplira pas comme par enchantement ! Arriver à prendre du recul par rapport aux événements relève d'un choix de chaque instant. On peut commencer par méditer un peu chaque jour, déposer sur le papier avant de se coucher les motifs de contrariété de la journée, cultiver l'humour, s'émerveiller au quotidien des clins d'œil de la vie. Peu à peu, on parviendra mieux à relativiser. En plus, c'est bon pour la santé… et ça, c'est prouvé !

MA PHILOSOPHIE DE VIE

L'éthique à table

Du grec *ethikos*, qui signifie « morale », l'éthique est de nos jours mise à toutes les sauces. Et si savoir ce qui est mieux pour soi consistait à repartir… de soi. Quels aliments me semblent doux et généreux pour mon organisme, en cette saison qui nécessite de faire le plein d'énergie ? Si ce qui me semble bon à manger a été fabriqué dans le respect de la terre, comme dans celui des hommes, tout laisse à penser que mon éthique à table s'équilibre avec le bien-être de mon corps, et réciproquement.

MA PLANETE TERRE

À l'eau !

Quand surgit le froid nous viennent des envies de bain. Mais souvent l'eau chaude ramollit, plus qu'elle ne stimule. Pour joindre l'utile à l'agréable, concoctons-nous un simplissime et délicieux bain aromatique revitalisant. Dans 1 c. à s. de savon liquide neutre ou dans un jaune d'œuf ou dans 3 c. à s. de poudre de lait, diluer entre 3 et 5 gouttes d'HE de romarin. C'est alors tout le soleil de la garrigue qui vient à notre rescousse !

MES PRATIQUES BIEN ETRE

Gare à l'agar-agar

Concilier pâtisserie et zéro calorie ? Le rêve devient réalité avec ce mystérieux « aliment des dieux » que les Japonais appellent, depuis sa découverte au XVIIe siècle, *Kanten*. En Occident, on lui donna le nom d'agar-agar. Ce produit à base d'algue rouge se présente sous la forme de paillettes ou de poudre qui, sous l'effet de l'eau, devient comme une gélatine aux propriétés incomparables avec celles que l'on trouve dans les préparations industrielles : effet minceur – *dixit* les Japonaises qui en raffolent –, élimination des toxines et apport de minéraux. À vous donner envie de cuisiner flan, crème, mousse, gelée, gâteaux et confitures à cœur joie et à corps léger ! Un peu de douceur dans le spleen automnal...

MON ASSIETTE VITALITÉ

Orange… soleil

Le niveau d’énergie baisse au fur et à mesure que les jours raccourcissent… le moment est donc tout trouvé pour entamer une cure de jus d’argousier, que l’on trouve en boutique bio. L’argousier pousse naturellement dans des régions inhospitalières au sol sablonneux pauvre, exposées au soleil et au vent. Pour contrer ces conditions loin d’être idéales, cet arbuste concentre une prodigieuse vitalité. Ses baies – d’une belle couleur orange vif – contiennent une forte teneur en vitamine C, stimulante et propre à augmenter la résistance physique. Un concentré d’énergie !

MES MEDECINES DOUCES

Envie d'avoir envie

« Les sanglots longs/Des violons/De l'automne/ Blessent mon cœur/D'une langueur/Monotone », écrivait Verlaine... En cette saison parfois grognon, envie de ne rien faire... Envie d'un gros gâteau, envie d'oublier les kilos. Envie de tranquillité, envie de s'arrêter. Envie de se poser, de repartir. Envie de dormir, envie de somnoler. Envie de bailler, envie de rêvasser. Envie de paresser, envie de repasser... par la case « nouveau départ ». Envie de grand large, de faire des longueurs... dans le petit bassin. Envie d'un bain, d'un ciné, d'un plateau-télé. Envie de rien. Et trouver ça très bien.

MA PHILOSOPHIE DE VIE

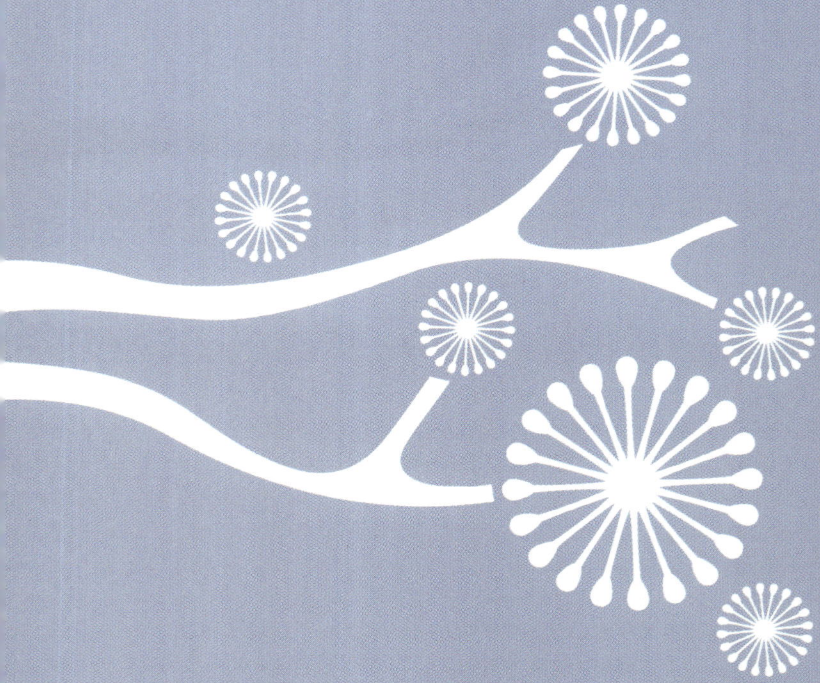

Hiver

Un futur simple

Prévenez votre entourage, pour les cadeaux cette année : c'est « un, et un seul ! » comme le martèle le principe du zen... Pareil pour le quotidien : pour se désencombrer et se faciliter la vie, ne posséder les choses qu'en un seul exemplaire : une belle théière, un manteau de qualité, un couteau affûté, un châle chaleureux, une crème de soin exquise, un sac pratique, un canapé douillet, etc. Plutôt que d'opter pour la multitude, dont une majorité est remisée au placard ou au grenier, élire soigneusement des objets et vêtements de qualité et de longue durée.

MA PLANETE TERRE

Un soleil dans la main

Matinées brumeuses, neigeuses, pas envie de sortir, d'aller travailler... Pour éviter de « se mettre » la pression, démarrer la journée par... de petites pressions ! En « réveillant » certains points clés situés le long des méridiens, les automassages du *Do In* favorisent bien-être et santé grâce à une meilleure circulation de l'énergie. Tester sur les zones réflexes qui se trouvent à portée de main ! Ainsi, avec le pouce, dessiner un soleil au creux de la paume. Masser du centre vers l'extérieur. Ce point central à l'intérieur de la main, surnommé le « palais du travail », nous permet de stimuler l'énergie vitale, mais aussi les défenses immunitaires. Pour une journée vitalité et sérénité !

MES MASSAGES MAISON

Se relaxer… intensément

Rester agité, alors qu'à cette période de l'année il serait plus judicieux de se calmer, est l'une de nos nombreuses contradictions à observer avec humour et compassion. Penser au tir à l'arc : il y a un temps pour mettre la corde en tension et bander l'arc. Il y a aussi un temps pour relâcher et alors tout se détend, y compris le tireur qui a besoin de cet instant de décompression pour mieux se remettre à l'œuvre. La relaxation n'est donc nullement synonyme de mollesse ou d'inertie, mais d'un état de détente, ô combien nécessaire, pour prendre soin du précieux bijou de notre vie qui s'appelle l'énergie !

MES PRECIEUSES THERAPIES

Vague à l'âme

En silence, l'eau s'est, petit à petit, muée en glaçons dans les étangs et les lacs, en flocons sur les cimes des sapins. Rien que d'y penser, on pourrait frissonner. Mais il fait chaud à l'intérieur. On est juste bien. Pas plus, pas moins. On a l'âme hivernale.

MA PHILOSOPHIE DE VIE

Le scanner « maison »

La meilleure saison pour l'introspection ? L'hiver ! Dans le métro, au boulot ou au dodo, faire le tour du propriétaire en pratiquant l'auto-observation de ses sensations permet de diagnostiquer ses tensions... et de les dénouer, comme par enchantement. Confortablement allongé(e) ou assis(e), les yeux fermés, prendre conscience des différentes parties de son corps. Scanner consciencieusement tous les coins et recoins de son logis intérieur : pieds, jambes, bassin, abdomen, poitrine, mains, bras, épaules, tête... Ressentir chaque espace visité avec intensité. Épousseter, dégager, aérer et éclairer symboliquement chaque « pièce » de son *home sweet home* corporel. À la fin de cet état des lieux, tout est en ordre calme et serein... ou presque !

Un si éblouissant amour

Les coups de foudre n'arrivent pas qu'avec la chaleur de l'été ! Si « ça » vous prend, au détour d'un courant d'air gelé, d'une journée frigorifiée, se rappeler toutefois que ce temps suspendu ne durera pas plus de la saison et, les mois passant, il conviendra de renoncer quelque peu à cet aveuglement, tout en gardant un cœur ouvert à cet amour comme au premier jour. Rester émerveillé tout en étant éveillé par plus de lucidité et en cultivant à chaque instant l'inventivité… Une pleine occupation… des quatre saisons !

MOI ET LES AUTRES

L'année du Ghee

Pour les après-agapes de début d'année, préparer un *Ghee* (beurre clarifié), ingrédient de base de la cuisine ayurvédique, destiné à équilibrer notre feu digestif : faire fondre 500 g de beurre salé dans une casserole, écrémer au fur et à mesure l'écume qui se forme, arrêter la cuisson lorsque l'eau s'est évaporée. Il reste une matière solide couleur caramel au fond de la casserole à mettre en pot et qui se conserve au réfrigérateur. Pour retrouver une bonne digestion : mélanger 2 c. à s. de gingembre en poudre + 2 c. à s. de sucre roux + 2 c. à s. de *Ghee*. Consommer ½ c. à c. le matin avant le petit déjeuner pendant quelques jours. Mais on ne devient pas « ayurvédien » en trois fois rien... surveiller les effets et arrêter ce régime s'il est trop « corsé »...

MON ASSIETTE VITALITE

Encore un peu d'eau chaude

L'hiver, avec ses matinales gelées et ses glaciales fins de journée, nécessite de réchauffer notre corps du mieux possible et, pourquoi pas, avec ce qu'on a chez soi : un gommage fait d'un mélange de flocons d'avoine mixés avec un peu d'huile de base (une huile de table bio), puis une douche très chaude ou un bon bain avec une poignée de gros sel + 3 c. à c. de miel + 1 litre de lait végétal + 5 gouttes d'HE d'*Eucalyptus globulus* et lavande. De quoi nous aider à résister jusqu'au réchauffement printanier !

MES SECRETS BEAUTE

Avoir une île au-dedans de soi

Belle-Île-en-Mer, Marie-Galante, Ouessant, les Saintes… On part s'y réfugier en hiver pour admirer les tempêtes ou parce que, là-bas, très loin, le soleil donne. Une île, entre le ciel et l'eau, avec des hommes et des bateaux, des chemins de sable, des falaises, des pins parasols. On a tous, comme la lune, ces moments d'absence et de plénitude et, comme les marées, des hauts et des bas. Des mots qui font des sentiments et des sentiments qui donnent des maux. L'idée d'avoir, au fond de soi, une petite île, déserte ou surpeuplée de ceux qu'on aime, qui ressemble à ce qu'on a vu en vrai ou sur une carte postale, pourrait bien rayonner en nous pendant tout l'hiver.

MA PHILOSOPHIE DE VIE

Énergie féline

Posture du cobra, du singe, du héron, de la tortue, du crocodile, de la sauterelle, du poisson… Beaucoup de postures de yoga utilisent des images animalières. En voici une adaptée à cette saison où le dos aurait tendance, comme les branches des arbres, à se raidir : il s'agit de la posture du chat (*Marjari Asana*). En pratique, se mettre à quatre pattes, cuisses perpendiculaires au sol, mains à terre et bras dans le prolongement des épaules. En expirant, arrondir le dos, rentrer la tête dans le cou, comme le dos rond du chat, en inspirant relever la tête et creuser (pas trop !) le dos, au niveau des omoplates. Répéter une dizaine de fois, calmement. Si simple et si bénéfique qu'on pourrait l'élire posture quotidienne de la saison !

MES POSTURES DE YOGA

Chasseurs de toxines

Chaque aliment a une « mission » face aux toxines... En ces temps hivernaux, penser à la pomme et sa pectine qui favorise l'excrétion des métaux lourds et des additifs. L'avocat, venant du sud et riche glutathion, est antioxydant. La betterave, crue ou cuite, purifie le sang et contient des substances susceptibles d'absorber des métaux toxiques. L'ail ne repousse pas que les vampires, ses molécules aident à « chasser » du corps le mercure, certains additifs alimentaires et œstrogènes de synthèse. Compléter ce garde-manger spécial détox bio avec cresson, pruneaux, choux, épinards, algues, carottes, bananes...

Un inventaire alimentaire à la Prévert... pour mettre, même en hiver, son corps au vert.

MON ASSIETTE VITALITE

Faire tourbillonner ses chakras !

Un cadeau à vous faire pour cette fin d'année ? Un livre sur les chakras, pour partir à la découverte de votre lumière intérieure... En sanskrit, *chakra* signifie « roue de lumière ». Il paraît que nous avons le long de notre colonne vertébrale sept points de purification énergétique et qu'il suffirait de faire circuler l'énergie à travers ces filtres rayonnants pour que nous nous sentions de mieux en mieux...
Alors, cet hiver, bichonner vos chakras, encore et encore !

MES PRECIEUSES THERAPIES

Fast Life et Slow Food

« Debout autour d'un barbecue, agenouillé sur un tatami ou assis à la table d'un restaurant prestigieux, l'acte de se nourrir est fondamental pour vivre. Le fait d'améliorer la qualité de notre alimentation et de prendre le temps d'en profiter est une manière simple d'insuffler un peu de joie dans notre vie. » La *Slow Life*, avec ses plus de 80 000 membres, multiplie les prises de conscience entre plaisir de se nourrir, écologie, environnement, biodiversité, éducation. Au rythme de son emblème, l'escargot. Lentement, mais sûrement. Et votre *« Life »*, en ces moments hivernaux, elle est comment ? *Slow*, vraiment ?

MA PHILOSOPHIE DE VIE

Sentir que « ça respire »

Sous le vent ou la neige, notre corps se contracte… Mais une fois de retour chez soi, faire une pause quelques instants et déployer les trois « étages » de respiration (abdominale, claviculaire, thoracique) : allongé(e) sur le sol, les mains sur le ventre, sentir le mouvement de l'abdomen qui se soulève à l'inspiration et s'abaisse à l'expiration ; puis les mains de chaque côté des côtes, sentir la région costale de part et d'autre s'élargir à l'inspiration et revenir à l'expiration. Les mains au-dessus de la poitrine, sentir qu'elle se soulève à l'inspiration et s'abaisse à l'expiration. À expérimenter sans modération. Aisance du souffle et détente assurées !

MES RESPIRATIONS

Se recentrer… c'est essentiel !

Il nous arrive parfois – souvent, diront les frileux – en hiver d'avoir froid dans le dos, notamment au niveau des reins. Logique ! En médecine chinoise, à chaque saison correspondent un élément (bois, feu, terre, métal, eau) et un organe du corps à choyer. Le symbole hivernal est l'eau, et c'est l'énergie rénale qu'il convient de rééquilibrer en massant, par exemple, les pieds ! On trouve, pas loin de la voûte plantaire, le point de départ du méridien du rein qu'il est bon de caresser avec une goutte d'HE d'*Hélichryse italicum* ou *Hélichryse faradifani* (sauf femmes enceintes ou allaitant, et enfants de moins de 6 ans) un jour par semaine pendant cette saison. Les effets à ressentir : un regain de vitalité, une plus grande résistance à l'effort et… au froid !

MES MASSAGES MAISON

Un déséquilibre… équilibrant

Pour avoir chaud au cœur de l'hiver, pratiquer le tango ! Plus qu'une danse, c'est une alchimie en mouvement, une forme de thérapie psychocorporelle, un « révélateur ». Ajoutons-y l'humour, l'émotion et la séduction, et nous aurons toutes les bonnes raisons de courir les milongas ! Cette danse de couple travaille concrètement l'équilibre et l'alchimie du Yin et du Yang, soit la polarité masculin/féminin que chaque être porte en soi. Idéal pour se reconnecter à sa vitalité profonde… et rallumer les étoiles du ciel hivernal !

MA VIE D'ARTISTE

Et la lumière fut !

Les nuits sont plus longues, le soleil est au plus bas. Ce n'est pas étonnant de se sentir moins rayonnant(e) à l'intérieur quand, au-dehors, l'ambiance est un peu sombre. Les guirlandes multicolores sont de saison et c'est bon de pouvoir les sortir du carton pour, au chaud derrière les vitres, narguer les premières gelées. Les bougies de toutes tailles, couleurs, senteurs (naturelles) offrent aussi à l'atmosphère hivernale un sentiment de douceur et de chaleur. Nul besoin d'un feu de cheminée pour être émerveillé(e) : contempler, chaleureusement emmitouflé(e) dans un plaid au creux du canapé, la flamme d'une bougie pour laisser apparaître en soi une possible radieuse harmonie.

MES ENVIES NATURE

Les super-aliments de l'hiver

Durant les frimas, faisons une razzia sur les légumes et fruits frais pour garder la forme et résister aux infections. Chouchous : (tous) les choux ! Au menu : mâche, pissenlits, poireaux, blettes, épinards, orties... Jonglons d'oranges en kiwis et citrons ; grignotons des fruits secs ou séchés, riches en glucides et magnésium. Quant aux légumes racines (carottes, betteraves, céleri-rave, navets, panais, rutabagas...), ils nous offriront tout l'hiver un apport varié de vitamines et oligoéléments. Courges et potirons nous régaleront de leur richesse en bêta-carotène et protéines. Sans oublier les poissons gras, riches en oméga 3 : maquereau, sardine, hareng, thon, saumon bio. Saupoudrer de quelques algues... et jamais nous ne serons au creux de la vague !

MON ASSIETTE VITALITE

De l'énergie... dans mon nid

Important, encore plus en hiver qu'en été, de se sentir bien chez soi ! Le feng shui, science chinoise de l'habitat, nous rappelle l'interdépendance entre le corps et son environnement, l'équilibre du Yin et du Yang en nous et autour de nous. Si on ne se sent pas bien dans un espace de vie, ce peut être à cause d'un presque rien capable de contrarier nos énergies ! Prendre un temps pour observer ce qui nous entoure : objets, couleurs, agencements et... humains ! Changer les meubles de place, repeindre ou décorer les murs... c'est parfois plus utile (et plus facile) de commencer par ces mini-révolutions avant de se demander si c'est avec celui ou celle qui partage notre nid que... ça ne tourne pas rond !

MES PRECIEUSES THERAPIES

Une voie au milieu de l'hiver

S'offrir, par grand froid, une journée canapé en compagnie du... *Tao Te King*, le Livre de la voie et de la vertu. Belle occasion pour (re)découvrir la philosophie de Lao Tseu (le père fondateur du taoïsme), qui, depuis au moins 2 600 ans enseigne l'harmonie entre l'homme et l'univers, appelée la Voie du milieu. *« Tout, dans la nature, travaille en silence. Les choses accomplissent leur fonction dans l'apaisement. Après chacune retourne à son origine se reposer. »* S'exercer à mener une vie conforme aux cycles de la nature, tel serait, dans un jeu permanent d'énergies Yin et Yang, le chemin du bien-être. Voilà de quoi occuper, plus qu'une journée, les longues soirées d'hiver...

MA PHILOSOPHIE DE VIE

Auto-émerveillement

Sur terre, là, en plein cœur de cet hiver, il y a les autres et il y a… *vous* ! Penser à ce que serait ce monde autour de vous si *vous* n'existiez pas. Laisser venir des images de votre présence auprès de vos proches, de vos actions pour les uns, pour les autres, d'hier et d'aujourd'hui. Ressentir le plaisir de ces bons moments de la vie que vous avez su créer, favoriser, renouveler. Mettre de côté votre humilité sans vous surestimer. Observer avec justesse cette capacité que vous avez à embellir la vie de ceux qui vous entourent. Vous êtes, ici-bas, un être merveilleux.

MOI ET LES AUTRES

Souffle de vie

Courir… sous le vent, la pluie, la neige, le ciel bas… Courir encore et toujours… La vie parfois nous essouffle… La respiration « soufflet », elle, donne un second souffle ! Ce *Bastrika* (souffle de feu) est inspiré du yoga : assis, dos droit (bassin légèrement basculé pour protéger les lombaires), mettre le bout des doigts sur les épaules, ouvrir la poitrine et inspirer. En gardant les doigts sur les épaules, rabattre vivement les bras le long du corps (comme un battement d'ailes) en expirant vivement par le nez. Peu à peu, le mouvement s'accélère… comme un soufflet… puis ralentit progressivement. Aller à son rythme. Ainsi libérée, la respiration rime avec revitalisation.

MES POSTURES DE YOGA

La méditation de la montagne

Aller à la montagne en cette saison, c'est formidable. Mais « devenir » montagne et ainsi profiter de sa force et de sa stabilité, sans bouger de chez soi, c'est magique ! Il suffit, en position assise, d'imaginer une montagne majestueuse. Ne plus faire qu'un avec cette vision. Être montagne. La tête devient la cime, les épaules et les bras les versants, tandis que l'assise et les jambes repliées forment la base. La colonne vertébrale, étirée entre ciel et terre, incarne l'élévation. Un souffle régulier au creux de l'immobilité renvoie à une présence bien vivante. Centrée, enracinée et tranquille. Une harmonie et un axe à préserver quels que soient le « climat » et la température extérieure !

MES MEDITATIONS

Panacée d'échinacée

L'échinacée était très utilisée par les Amérindiens pour stimuler les défenses immunitaires. Cette jolie marguerite, appelée aussi bleuet pourpre, revient sur le devant de la scène des alternatives naturelles face aux problèmes de résistance aux antibiotiques. Pour les rhumes et autres petits soucis ORL d'hiver, utiliser la plante dite *Echinacea angustifolia*, de préférence en extrait liquide, au tout début d'une infection ou en prévention, sur de courtes périodes. À tester en cette saison, quand, autour de nous, tout le monde commence à se moucher ou à tousser !

MES MEDECINES DOUCES

La tension juste

En hiver nous devrions ralentir le rythme… mais notre époque est prompte à tourner en permanence à plein régime. Notre énergie vitale ne devrait nullement rimer avec agitation, stress, ni même surabondance d'activités. Entrer dans la danse de la vie ne signifie pas brasser de l'air, encore faut-il que l'énergie mise en action rime avec justesse afin qu'elle fasse mouche, sans nous épuiser. L'action juste nécessite une forme d'attention… sans tension excessive. Pour une énergie « durable », la clé est donc de se poser sur l'ici et maintenant… et d'agir – ou pas – dans l'instant. La juste énergie ? Un cocktail de vitalité et de pleine présence, d'où une action cool… qui coule de source !

MA PHILOSOPHIE DE VIE

D'ici, d'ailleurs, de partout... et de nulle part

Sans se référer à quelque technique de méditation, on peut essayer, au cœur de l'hiver, quand tout est calme autour de soi, de simplement se poser là... Respirer consciemment, ressentir la vibration du moment présent avec son flot de pensées et ses moments de tranquillité. Pas d'enseignement. Juste un désir d'apaisement. Librement.

MES PRECIEUSES THERAPIES

Il suffirait d'un geste…

Mitaines oubliées, mains gelées ! Au bureau, à la maison ou assis dans le train, pratiquer un *Mudra* (gestuelle des mains et des doigts qui accompagne la respiration) : les paumes des mains posées sur le haut des cuisses, faire toucher index et pouce pour former un cercle, les autres doigts légèrement tendus. Faire quelques respirations. Puis replier le pouce dans la paume de la main et former un poing. Mettre le dos des mains sur les cuisses, phalanges dos à dos, les mains contre le bas du ventre, paumes vers le haut. Faire quelques autres respirations. Que se passe-t-il dans chacune des positions, au niveau des mains, du corps, de la tête ? À chacun, chacune de le découvrir ! Et les mains ? Réchauffées !

MES RESPIRATIONS

Du plaisir de se faire du bien

Pour se réchauffer en cuisine, aller faire un tour au rayon des épices et avoir ainsi sous la main, au creux des mois frileux pour marier au gré de ses humeurs : cardamome, curcuma, cumin, gingembre, moutarde, muscade, poivre, aneth, origan, romarin, thym, estragon, coriandre, fenouil... À acheter de préférence au rayon bio pour ne profiter que de leurs bienfaits ; ainsi, pour le curcuma : antioxydant, anti-inflammatoire, antiviral, etc. Placer cet hiver sous le signe des épices... un vrai délice !

MON ASSIETTE VITALITE

Beauté nasale n° 1

Tendance à avoir, dans les endroits surchauffés, les muqueuses du nez sèches ? Une technique ayurvédique consiste à masser doucement du bout des doigts chaque narine avec une goutte d'huile de sésame. Puis pincer le nez et inspirer par petits à-coups pour bien faire pénétrer l'huile dans tout le nez.

MES MEDECINES DOUCES

Vapeurs relaxantes

Pour les Japonais, la vie quotidienne est notamment rythmée par le *Furo*, le bain pris avant de se coucher et destiné à rééquilibrer le corps et l'esprit à la fin d'une journée. Cultivons donc ce jardin aquatique en préparant pour l'hiver notre sel de bain maison. Mélanger 50 gouttes d'HE de lavande ou d'ylang-ylang avec 1 kg de gros sel marin dans un pot en verre et tenir fermé pendant 15 jours. Verser 2 poignées dans l'eau de chaque bain. Pour avoir encore plus chaud, aller au hammam, s'épuiser à ne rien faire entre 38 °C et 42 °C, puis une douche bien froide et s'endormir en peignoir jusqu'à la fermeture de l'établissement ! De chauds moments... des pauses à prendre « hors du temps » qui, au dehors, court toujours.

MES SECRETS BEAUTÉ

Être en amitié avec soi-même

Veillées de Noël, Nouvel An… moments propices aux émotions. Il est bon de laisser couler les larmes. Être son meilleur ami, prendre soin de soi un peu plus que d'ordinaire dans les moments importants de la vie, se laisser aller au-dedans de soi, se laisser porter par ses sentiments, ses ressentis. Laisser faire, laisser passer. Le secret d'une « belle vie » est paraît-il… en nous…

The Sound of Silence

La nature se fait silencieuse en hiver, pourquoi pas nous ? Traquer les parenthèses de calme pour se ressourcer intensément. Elles se trouvent à portée de main, dans l'éveil du petit matin, au détour d'un chemin, au creux du brouhaha urbain, dans le refuge apaisant d'une église ou en solitaire sur le banc d'un jardin. Quand il est impossible d'échapper au quotidien pour une virée silencieuse, poser délicatement les mains sur les oreilles, comme deux coquillages, et goûter au silence… à peine troublé par les vagues de notre océan intérieur. Respirer…

MA PHILOSOPHIE DE VIE

Petite posture d'équilibre

En cette période de frimas, on rêve de sable fin, entre soleil et cocotiers. Pratiquons, pour nous réchauffer, la posture du palmier ! Debout, pieds parallèles et écartés de la largeur du bassin, fermer les yeux quelques instants, relâcher épaules et mâchoires. Ouvrir les yeux, lever les bras parallèles et droits devant soi à hauteur des épaules. Sur l'inspiration, se mettre sur la pointe des pieds et simultanément monter les bras à la verticale. Sur l'expiration, faire revenir en même temps talons au sol et bras tendus à l'horizontal. Répéter trois ou six fois jusqu'à « être » ce palmier, bien ancré au sol, caressé par une imaginaire chaude brise… Fermer les yeux quelques instants. Apprécier la sensation tout le long de votre tronc… enfin… de votre colonne vertébrale.

MES POSTURES DE YOGA

Tisanières dans la tanière

Rien de mieux qu'une chaude tisane pour se réconcilier avec cette saison parfois grelottante ! Les tisanes sont à nouveau à la mode. Choisir des sachets de tisanes biologiques (sans résidus de pesticides) ou mieux encore les préparer soi-même. Petit mémo pratique : l'infusion (pour plantes et fleurs) consiste à faire bouillir l'eau, la verser sur la plante sèche ou fraîche, et infuser de 5 à 20 minutes selon la plante. Pour une décoction (écorces et racines), mettre la plante dans l'eau froide et faire doucement bouillir de 15 à 30 minutes. Les plantes sont par essence médicinales. Éviter une tisane à base d'une même plante pendant plus de 15 jours, sauf avis du phytothérapeute.

MON ASSIETTE VITALITE

Qu'il est doux de ne rien faire…

Et si nous imitions, en hiver, le hérisson ? Histoire d'expérimenter, comme lui, un plan « hibernation ». Au risque de paraître paresseux, solitaire, voire limite asocial, installons dans notre maisonnée un petit nid douillet, où il fera bon séjourner autant qu'on peut, autant qu'on veut, comme s'installe ce petit animal, calfeutré sous un tas de feuilles et de mousse, à l'abri des envieux et du mauvais temps. Il paraît que notre piquant ami s'endort alors doucement, que son rythme cardiaque ralentit, que sa température baisse, pour ne se réveiller que très mollement une fois par semaine et ce, jusqu'au printemps. Léthargie pour lui et pour nous… douce philosophie.

MA PHILOSOPHIE DE VIE

Bichonner nos pieds

Tempête au dehors ? Rester au chaud et s'accorder une pause détente avec son partenaire, organiser une réflexologie-party entre amis… prendre le pied de qui on veut et dans la douceur et le rire… masser ! Jouer avec les orteils en les prenant un par un entre le pouce et l'index et presser, tirer (doucement !), tordre, malaxer. Proposer ensuite un bain de pied avec eau chaude + huiles essentielles (rose ou vétiver) + sel (1 c. à c.) pendant 15 minutes. Enfin, pratiquer un doux et léger massage avec une huile de base + 1 goutte d'HE de romarin ou de lavande. Se reposer… et peut-être partir dans les bras de… Morphée !

MES MASSAGES MAISON

Fatigués ? Harmonisez !

Le passage à l'hiver peut fatiguer, épuiser. Selon les principes taoïstes du Ying et du Yang, si on harmonise le haut et le bas du corps, il y a de fortes chances pour qu'hiver rime avec sensation légère ! Tentons ce simplissime exercice : en position couchée pour plus de détente, ou debout pour un regain de vitalité, poser la paume de la main droite sur le dessus du crâne et la paume de la main gauche sur le ventre (espace entre le nombril et le pubis). Fermer les yeux. Respirer tranquillement. Ne rien faire d'autre, laisser passer les pensées comme des nuages, et rester ainsi 2 à 4 minutes.

Comme un moment d'apparente inertie, propice à trouver en soi plus d'harmonie !

MES MEDITATIONS

Écouter le silence

Plus de chant d'oiseaux, plus de bruissement de feuilles, c'est la saison du silence. La terre s'endort, la nature en appelle à une vie sans vacarme. Moment idéal pour, loin de la foule, tenter de faire silence en soi et autour de soi. Accorder un peu de douceur à nos oreilles. Cela n'est pas si facile au milieu des bruits ambiants en tous genres, de ceux qu'on subit comme de ceux qu'on s'impose par habitude. C'est pourtant dans ce refuge que se puisent aussi de nouvelles énergies.

MES ENVIES NATURE

Shringâvera !

Ce mot signifie passion en sanskrit, mais aussi gingembre ! C'est tout dire de la nature échauffante de cette plante médicinale et culinaire, idéale pour l'hiver. Confucius en prenait à chaque repas et c'est grâce à Marco Polo que nous l'apprécions pour épicer nos plats, boire en infusion (avec un lait végétal chaud + un peu de miel + 3 grains de poivre noir… un vrai délice) et ainsi se défendre naturellement et passionnément contre un rhume ou un mal de gorge naissant !

MES MEDECINES DOUCES

AOOOOOOMMMMM

On peut crier, chanter tout l'été, nous conte la cigale… et en hiver on peut pratiquer un son maison ! Répertorié dans les Veda (écrits rituels hindous datant de plus de 4 000 ans avant notre ère), le son OM ou AUM est un des nombreux mantras (formules sacrées répétées) utilisés dans le bouddhisme et l'hindouisme. Sa puissance vibratoire est étonnante. Essayez : les lèvres s'ouvrent sur le « A », le son est émis à partir de la gorge, puis se rapproche sur le « U » avec un son ventral et se ferme sur le « M » dont le son remonte dans le crâne… Cette pratique vocale permettrait de nous mettre dans le même état qu'une fleur qui s'ouvre au soleil, libérant son parfum. Jouissif… non ?

MES PRECIEUSES THERAPIES

Masser pour bien commencer la journée

Pas question de partir dans le froid avec un corps encore ankylosé par l'inertie nocturne ! S'offrir un automassage réveil magique : frotter énergiquement le bras, avec la paume de la main opposée, du bout des doigts jusqu'à l'épaule. Faire le même chemin en tapotant avec le poing fermé. Faire de même sur les jambes de bas en haut. Puis une belle friction le long du sacrum, bas et milieu du dos avec le plat des deux mains. Quelques doux mouvements circulaires sur le ventre (sens des aiguilles d'une montre). On tire la langue très fort pendant qu'on masse les lobes des oreilles entre le pouce et l'index. On sourit. Bonjour la vie !

MES MASSAGES MAISON

Petit déjeuner énergétique

Le petit déjeuner conditionne l'énergie de la matinée. L'heure idéale serait 7h30, heure d'un pic hormonal fabriquant le glucose pour compenser le jeûne de la nuit. Alterner les tartines beurre-confiture aux effets peu diététiques avec les pâtes de cacao et purées d'amandes ou de noisettes. Au menu matinal hivernal, ce succulent « porridge » de châtaignes : 1 verre de flocons de châtaignes + 2 verres d'eau + 1 c. à c. de cacao + 2 c. à c. de sucre de canne à cuire quelques minutes à feu doux, ajouter hors du feu 1 tasse de lait de soja ou de riz, couvrir, laisser gonfler. Déguster avec un thé aux épices ou une infusion de thym et… commencer la journée, avec un plein de vitalité !

MON ASSIETTE VITALITE

Funambules de la vie…

Fin d'une année, début de l'autre, époque des bilans ! Qu'avons-nous mis en avant, nos belles qualités ou nos gros défauts ? Ces derniers ne sont-ils pas des qualités exagérées à travailler ? La vie est un permanent exercice de funambulisme ! C'est bien sur un fil, ou presque, que tout se joue en nous, pour nous et autour de nous. Un fil plus ou moins solide, plus ou moins visible. Un mot de trop et une tranquille discussion s'engouffrent dans la tempête. C'est aussi à une minute, voire à une seconde près – un coup de téléphone, une réponse ou une idée de génie – que parfois tout s'éclaircit ! Nous sommes des équilibristes de notre vie. Un vrai jeu !

MA PHILOSOPHIE DE VIE

Visualiser l'énergie

La technique de visualisation est une clé, agissant sur le corps et l'esprit. Pour une pratique vivifiante des matins frileux : fermer les yeux et respirer amplement. Enfiler mentalement une tenue décontractée. Visualiser un magnifique parc. En faire le tour dans le sens des aiguilles d'une montre en « regardant » autour de soi. Être conscient de ses sensations (caresse du vent, chant hivernal des oiseaux, couleur des arbres, odeur de la terre...). Laisser l'énergie de la nature nous nourrir. Pour clore cette visualisation (environ 5 minutes), sortir du parc et, mentalement, rentrer chez soi, se déshabiller, prendre une douche et imaginer enfiler les vêtements de la journée. Ouvrir les yeux... Que l'énergie soit avec vous !

MES MEDITATIONS

Tuina… ou… Lomilomi ?

Profitons de ces temps de gelée pour nous faire chouchouter et partons à la découverte du *Lomilomi*. Ce massage hawaïen se met au diapason du rythme de la respiration, telle une danse où chaque mouvement serait une vague en accord avec le souffle vital. Un souffle qui s'apaise au fur et à mesure que le corps et le mental lâchent prise. On peut aussi expérimenter le *Tuina* (massage chinois) pour atteindre la relaxation extrême. Votre peau sera pétrie, effleurée, frictionnée par une curieuse gestuelle du masseur qui se servira de ses mains, de ses poings, de ses coudes et avant-bras… Votre corps sera « fatigué », mais vos énergies revitalisées !

MES PRECIEUSES THERAPIES

Adieu aux narines bouchées

N'attrape pas un rhume qui veut en hiver ! Il faut au moins deux conditions : une rencontre avec un virus et un nez qui se laisse faire. Les techniques de respiration équilibrante font partie de la panoplie prévention et défense immunitaire, à l'image de cette respiration alternée : plier le bras droit et placer le pouce sur la narine droite, l'index et le majeur entre les sourcils, l'annulaire et l'auriculaire sur la narine gauche. Bloquer la narine droite et faire cinq respirations par la narine gauche, puis bloquer la narine gauche et faire cinq respirations par la narine droite. Dégager la main et le bras, faire cinq respirations par les deux narines. Répéter autant de fois que l'on veut, mais avant d'avoir le nez complètement obstrué !

MES MEDECINES DOUCES

Céréales cherche légumineuses

Pour l'équilibre diététique du repas, on recommande de marier 2 parts de céréales (avoine, blé, épeautre, maïs, millet, orge, sarrasin, quinoa, riz, kamut, amarante...) + 1 part de légumineuses (lentilles, haricots secs ou frais, pois secs, cassés, frais, pois chiches, soja...). La céréale complète est la plus nutritive, à acheter de préférence bio, car les procédés de raffinage et de blanchiment de l'industrie alimentaire suppriment les nutriments essentiels.

MON ASSIETTE VITALITE

Marcher la tête haute

Le froid, la pluie, la grisaille, rien de tel pour nous faire courber le dos, rentrer les épaules et rapetisser subitement d'au moins 5 centimètres ! Demain matin, en passant du lit douillet au grand froid, essayons de marcher en rapprochant les omoplates, en levant la tête un peu plus haut que la ligne d'horizon, en prenant quelques grandes respirations bouche fermée et en ayant une pensée positive pour la journée : marcher la tête haute !

MES PRATIQUES BIEN ETRE

Une mer d'huile

L'été et les bains de mer sont loin derrière, contrairement aux tempêtes intérieures du quotidien ! Afin de calmer les vagues de l'esprit et les clapotis de la vie, plonger dans la félicité d'un bain « détente » aux huiles essentielles bio. Quelques gouttes d'ylang-ylang, mandarine ou lavande à diluer dans un shampoing neutre ou une huile de table. Tandis que le corps se relaxe, visualiser une scène de rêve – où tout n'est que douceur, calme et volupté… – et s'évader par la pensée. Le nirvana commence chez soi. En soi.

MES SECRETS BEAUTE

Voyage éclairant

Il fait trop froid pour sortir se promener. Faisons donc une balade... à l'intérieur. Allongé(e) sur le tapis ou dans son lit, yeux fermés, mains sur le ventre, respiration calme. Penser à une question du jour. Imaginer l'écrire sur une feuille de papier qui sera pliée et déposée dans un petit coffre placé dans un endroit abrité près d'un lac. Visualiser une promenade en barque autour du lac. Il fait doux, l'eau est calme, le paysage magnifique. Revenir sur la berge. Aller jusqu'au coffre, l'ouvrir et déplier la feuille de papier. Il serait bien possible, en relisant la question, qu'émerge en soi, comme un poisson frétillant, une possible réponse...

MES MEDITATIONS

Merci aux abeilles

Elles ont travaillé tout l'été... Pour produire 1 kg de miel, les abeilles ont parcouru 40 000 km et visité 500 000 fleurs ! Aliment idéal pour les efforts physiques, le miel remplace aussi le sucre dans les desserts ou les infusions. Le cahier des charges qui s'impose aux apiculteurs bio est l'un des plus drastiques de toute la production biologique. Les abeilles nous offrent aussi pour l'hiver, en cas de grande fatigue et/ou de perte d'appétit, leur gelée royale (l'aliment des larves de reine) et une petite merveille : la propolis, substance résineuse récoltée sur les bourgeons ou l'écorce des arbres, véritable antiseptique (en gommes, en liquide, en gélules ou en spray) pour les gorges irritées d'hiver.

MA PLANETE TERRE

Des racines et des ailes…

Tandis que l’hiver fait vibrer la terre de mille promesses, l’heure est venue de semer des graines à fleurir au fil des mois à venir. Passer le cap d’une nouvelle année, c’est renaître un peu… Dire « au revoir » à l’an écoulé, accueillir les possibles emplis d’espoir des jours à construire. Prenons le temps de nous questionner : que désirons-nous *vraiment* ? Consolider sa famille, approfondir son couple, changer de cap, alléger son agenda, faire sa révolution intérieure, s’épanouir dans les loisirs, entretenir les liens d’amitié, perfectionner son métier ?… Des choix éminemment personnels qui sonnent juste pour peu qu’ils nous enracinent et nous donnent des ailes.

MA PHILOSOPHIE DE VIE

Bon pied, bonne main

En hiver, nos pieds sont enfermés en apnée dans l'obscurité et se déchausser est un réel plaisir de fin de journée. Pour un massage maison des petits petons gelés, il vous faut : 10 minutes de calme + un mélange de 2 gouttes d'HE bio de lavande avec de l'huile d'amande douce + 2 mains (les vôtres ou celles de qui vous voulez) pour malaxer, frotter, caresser, presser cette partie du corps qui contient un potentiel de bien-être pour un mental à mettre, en ces soirées d'hiver, au repos bien mérité.

MES MASSAGES MAISON

À la bonne soupe !

Les grands chefs n'hésitent plus à l'afficher sur leur menu gastronomique. La soupe est, depuis la nuit des temps, le symbole du plat que l'on partage. Quelques légumes, un peu d'eau, quelques herbes et épices, et de quoi chauffer le tout. Un plat nature qui nous ramène à la simplicité, dans l'assiette ou le bol, et aussi dans la tête les jours de grand froid où l'on manque d'imagination pour le repas du soir à la maison ! À tester en ces temps de gelées, un délicieux velouté de potimarron à la noisette : cuire le potimarron en petits dés dans de l'eau salée, égoutter et mélanger avec 150 cl de lait de riz + 20 cl de crème de soja liquide. Faire cuire 10 minutes le tout à feu doux, puis ajouter hors du feu 3 c. à s. de purée de noisettes + une dizaine de noisettes concassées.

MON ASSIETTE VITALITE

Méditer sur soi

Plutôt que d'imaginer de nouvelles résolutions pour la nouvelle année, pratiquer l'art du *Kasala*, ou « autolouange ». Ce rituel, qui se révèle universel, propose un arrêt sur soi le temps de faire un point décomplexé et positif sur ses potentialités. En pratique, dresser son autoportrait de manière poétique et métaphorique, en jouant la carte de l'exagération : *« Je suis le feu de joie qui garde de l'enfance un invincible espoir et le sème aux quatre vents… Je suis le feu intérieur qui écoute les âmes de tout son cœur… Je suis un phare dans le noir. »* Aller au-delà de ses barrières intérieures et rayonner, au milieu des paysages enneigés, de toute son humanité.

MES PRECIEUSES THERAPIES

Libido bio

Réveillons à la maison les libidos endormies par le froid du dehors ! Philtres d'amour ou recettes aphrodisiaques, voici le top 10 des piments de la vie des amants inventifs : gingembre, ginseng, chocolat, mais aussi ail, sarriette, cannelle, coriandre, roquette, truffe, romarin, entre autres. À tester, pendant cet hiver, une infusion de l'amour qui réchauffe le corps et échauffe les sens : faire bouillir 5 minutes dans 1 litre d'eau de source 3 pincées de sarriette et de romarin, 1 bâton de cannelle et 3 clous de girofle, laisser ensuite infuser 10 minutes avec quelques morceaux de gingembre fraîchement râpé. Servir avec une cuillerée de miel et un soupçon de gelée royale fraîche. Savourez en duo à volonté et… laissez-vous aller.

MOI ET LES AUTRES

Zen et za-zen

Que faire en hiver ? Ne rien faire ! Comment ? En pratiquant za-zen (*za* = s'asseoir, *zen* = méditation en japonais). Seul(e) ou en groupe, assis sur un *zafu* (coussin rond), en silence, les paupières baissées, attentif, ici et maintenant, à sa respiration… Ne rien faire d'autre… Alors on arrive, ou pas, à dépasser toutes les pensées et à atteindre, ou non, la liberté intérieure. L'essentiel est… *Shikantaza*… « être assis simplement ». Le meilleur est à venir.

MES MEDITATIONS

Rester au chaud

Dans notre quotidien occidental, pas facile de faire coïncider hiver avec repos. Pendant ce temps d'hibernation de la nature, essayons, nous aussi, de nous ménager et de prendre des forces. En commençant, par exemple, par réduire les exercices physiques intenses. Remplacer une fois sur deux les joggings matinaux dans le froid et la boue par des matinées emmitouflées sous la couette !

MES ENVIES NATURE

Jeter « l'encre » dans la tourmente

En Chine, on dit que plus l'arbre a de racines, plus il peut monter haut… Englués dans le train-train quotidien, il nous est difficile de prendre de la hauteur. Écrire permet de se déposer, de dérouler les choses de la vie… de les dénouer, pour repartir du bon pied. Pour lire entre les lignes de notre existence, nous pouvons rédiger un journal intime, écrire de la poésie, coucher sur le papier notre autobiographie, en épinglant les épreuves et en les positivant : qu'ont-elles apporté *a posteriori*, mis en lumière (soutien, force intérieure), changé dans notre existence ? Écrire cet hiver, ce sera se parler pour peut-être mieux s'entendre… avec soi et les autres.

MA VIE D'ARTISTE

Passages et circonvolutions

Une minute, une journée, une semaine, un mois, une année, une vie, autant de passages successifs. Au milieu de tous ces temps qui défilent, il est un passeur tranquille d'une rive à l'autre, que nous délaissons souvent au profit de la nostalgie du passé ou de l'espoir du futur. Le présent. À savourer, notamment à la fin d'une année… et au début d'une autre.

MA PHILOSOPHIE DE VIE

Tartare nippon

Mettre la mer au menu en plein hiver avec la *Nori* ou le *Wakame*, le *Kombu*, le *Hijiki* ou le *Mozuku* ! Les algues portent en elles un vrai trésor de bien-être nutritionnel. Elles contiennent les minéraux, les oligoéléments, les enzymes dont notre corps a besoin et agissent à merveille sur notre système endocrinien et nerveux. À tester, ce tartare sur des tranches de pain de seigle ou de petit épeautre légèrement grillées : hacher 150 g d'algues au choix avec 3 cornichons, 3 échalotes, 6 câpres, 2 gousses d'ail, 30 g de cerneaux de noix + persil + 1 c. à s. d'huile d'olive + 1 c. à s. d'huile de noix + 2 c. à c. de vinaigre balsamique. Laisser mariner au moins 8 à 10 heures avant de se régaler de saveurs océanes en pensant à l'été prochain !

MON ASSIETTE VITALITE

Self-service

On a raté la séance de tai-chi, le cours de yoga est dans trois jours et le rendez-vous shiatsu pas encore pris... et si on créait une mini-pratique pour soi, comme un réflexe de bien-être afin de court-circuiter un énervement, une tension, un stress ? Un geste à soi (des mains... ou des doigts de pied !) avec une pensée qui apaise (l'embarras du choix !), accompli en toute intimité, au milieu d'une réunion qui s'éternise ou dans le froid d'un quai de gare...

MES PRATIQUES BIEN ETRE

Remonter le fleuve jusqu'à sa source

Même gris, le ciel nous envoie de l'énergie. Au chaud, chez soi, le regarder par la fenêtre. Puis s'allonger, fermer les yeux et laisser couler cette lumière puisée là-haut, dans le corps. Sentir que, telle une rivière, elle entre depuis la pointe des pieds, remonte le long des jambes puis, du buste, se sépare en deux ruisseaux dans les bras jusqu'aux mains, revient vers les épaules, s'élève au sommet du crâne pour tranquillement redescendre par le même chemin et circuler ainsi indéfiniment. Se lever, regarder à nouveau le ciel. Le monde extérieur et le monde intérieur sont infinis... infiniment mystérieux.

MES MEDITATIONS

Gommage arabique

Avant l'arrivée du printemps, on se fera une peau toute neuve ! Sortir le gant de *Kassa* (laine de chèvre), la *Mhakka* (pierre ponce pour les pieds, genoux et coudes), préparer un *Lulur* (soin javanais à base de yaourt, poudre de riz, bois de santal, curcuma, gingembre, huile essentielle de jasmin et fleurs fraîches) ou un *Udvarthana* (farine de pois chiches, herbes ayurvédiques, réglisse)... ou encore cet onguent thaï qui fait rimer vigueur de la friction avec douceur de la peau. Mélanger 1 c. à c. de graines de pavot + 2 c. à s. de miel liquide + 1 c. à c. de yaourt + 1 jus de citron + 3 gouttes d'HE de lemongrass. Frotter, rincer... apprécier !

MES SECRETS BEAUTÉ

Beauté nasale n° 2

La tendance cet hiver est au nez bouché ? Qu'à cela ne tienne, l'ayurvéda est encore là ! Diluer 1 c. à c. de sel marin dans 1 verre d'eau chaude. Au-dessus du lavabo, verser un peu du mélange dans le creux de la main, inspirer l'eau salée par une narine pour faire monter le liquide, la seconde étant fermée. Faire de même de l'autre côté. Pratiquer ce lavage régulièrement à titre préventif, et hors infection ou problème de sinus.

MES MEDECINES DOUCES

À chacun sa résolution

Le plein hiver est annoncé… On a des envies de cocooning entre coussins et bouquins, télé ou feu de cheminée, musique et douce gymnastique, jeux de société, projets pour les mois à venir quand les couleurs du printemps viendront à nouveau sourire. Pour vivre toute l'année avec légèreté, soyons bienveillants avec nous-mêmes, ne plaçons pas sur nos épaules une charge plus lourde que celle que l'on pourra porter. Trouver « une » résolution (pourquoi plus ?) qui apporte douceur, sérénité, joie et tranquillité pour une bonne partie de l'année… voilà de quoi s'engager tout en ménageant ses capacités !

MA PHILOSOPHIE DE VIE

Une histoire de Kokoro

Les Japonais utilisent des mots qui ne peuvent être traduits et qui sont difficilement explicables ! Si le mot *Kokoro* signifie littéralement le cœur, il n'est ni la représentation de l'organe, ni le concept de l'amour comme nous pouvons l'entendre en Occident. C'est… une manière d'être ou de voir les choses de la vie. Ainsi, apprécie-t-on un Japonais à la qualité de son *Kokoro*, sans avoir besoin d'échanger des paroles. Le zen, les arts martiaux, entre autres, sont destinés à faire émerger ce *Kokoro* et à le rendre inébranlable face à tout changement extérieur. Et si nous nous exercions, en ces journées d'hiver, à mettre notre cœur au chaud et à cultiver, amoureusement, notre *Kokoro* ?

MA PHILOSOPHIE DE VIE

Dormir de plaisir

Braver l'insomnie et les réveils difficiles avec quelques règles de base faciles à appliquer en cette saison où l'on vit davantage à la maison, comme dans un cocon. Se coucher vers 22h après un dîner léger pris au moins 3 heures avant, éviter images et lectures violentes, pratiquer au lit, yeux fermés, mains sur le ventre, une petite relaxation en focalisant son attention sur la respiration, ou un léger massage de la plante des pieds. Il se pourrait qu'au matin, même gris et brumeux, on se lève l'humeur lumineuse !

MES PRATIQUES BIEN ETRE

Laisser infuser les idées…

Si on ne laisse pas une plante infuser le temps nécessaire, c'est ou trop fade ou trop fort. Avec les idées, c'est à peu près le même principe. Une idée insuffisamment élaborée meurt souvent avant d'être née, une autre qui stagne sur le papier reste un projet inachevé. L'hiver pourrait être, avec un peu de bonne volonté, à quelques heures de la journée, un temps de mise en disponibilité, un moment pour laisser filer toutes nos idées dans les tiroirs de notre mémoire. Un temps de jachère déclaré et savouré pour préparer sans effort notre terre intérieure à une nouvelle et belle fertilité.

MA PHILOSOPHIE DE VIE

Tao de l'amour

Pour se réchauffer, cultiver en hiver les câlins langoureux… Le tao de l'art d'aimer est une branche importante de la médecine chinoise initiée par Soen Sse-mo (581-682), célèbre médecin de la dynastie Tang, qui dans son recueil de *Recettes inestimables*, expose une des nombreuses clés de ce « tao de la communion » : *« Si l'homme gaspille sa semence, il sera malade et s'il l'épuise inconsidérément, il mourra. C'est là le point le plus important qu'un homme doit garder en mémoire. »* Ainsi, pendant des heures, l'homme profite pleinement de l'essence Yin de la femme, et la femme de l'essence Yang de l'homme… C.Q.F.D.

Arrêt sur images

La nuit tombe… plus vite… plus noire… et peut faire naître des idées pas franchement lumineuses… Petite pratique pour nous aider à cesser de « tricoter » dans nos têtes : faire une rotation de la tête de gauche à droite le plus lentement possible, les yeux grands ouverts « photographiant » tout ce qui passe dans le champ de vision, d'un côté puis de l'autre, et s'arrêter là où le regard a envie de se fixer. Ne plus bouger et rester le plus longtemps possible sans baisser les paupières. Pendant cet arrêt sur image, grâce à cette concentration sur un point fixe, le mental se calme. On entre alors dans une naturelle contemplation. Pour s'émerveiller comme… un nouveau-né !

MES MEDITATIONS

Fin de l'hiver en toute légèreté

L'alimentation riche et déséquilibrée, les additifs et autres trop-pleins de sucres rapides accélèrent les phénomènes inflammatoires, provoquant douleurs, fatigue et coups de pompe. Alors... reposons notre organisme avec une cure de détox à la fin de l'hiver (idéalement entre le 1er et le 15 mars), ne serait-ce que 48 heures, en pratiquant une monodiète (de raisins, pommes, soupe aux choux...). Autre version, plus accessible : la cure de drainage, soit 15 jours sans gluten, sans laitage, sans additif, sans sucrerie. C'est le corps qui nous dira merci !

MON ASSIETTE VITALITE

Tous mes rituels

Ma philosophie de vie

Printemps

Été

Automne

Hiver

Ma planète terre

Été

Automne

Hiver

Ma vie d'artiste

Printemps

Été

Automne

Hiver

Mes envies nature

Printemps

Été

Automne

Mes précieuses thérapies

Printemps

Été

Automne

Hiver

Mes respirations

Printemps

Automne

Hiver

Mes secrets de beauté

Printemps

Été

Hiver

Les auteurs

En quête d'harmonie et de sens, **Carine Anselme** explore les voies alternatives, les médecines douces et les techniques de bien-être pour une vie au naturel. Journaliste spécialisée, notamment pour *Psychologies magazine*, elle transmet sa passion *via* des reportages, livres et séjours de ressourcement. Elle est co-auteur des *1001 secrets de bien-être*, des *Agendas bien-être*, des *1001 secrets de bonheur à deux* et des *1001 secrets au féminin*.

Défricher les sentiers du bien-être pour les rendre accessibles au plus grand nombre, tel est le chemin d'écriture d'**Eve François**. Auteur de *Guides des produits bio*, conceptrice du magazine *Biozen*, elle a co-écrit *1001 secrets de bien-être*, *1001 secrets de bonheur à deux*, *1001 secrets au féminin*, et n'a de cesse, à travers l'*Agenda bien-être*, chaque année, de donner à réfléchir sur l'art de vivre ici et maintenant et d'offrir des clés pour ouvrir les portes de l'harmonie.

Achevé d'imprimer
en Mars 2013
par L.E.G.O. S.p.A.,
Vicenza - Italie